歯科医院で取り組む
TCHコントロール入門

齋藤 博 著
木野 孔司 監修

Tooth Contacting Habit

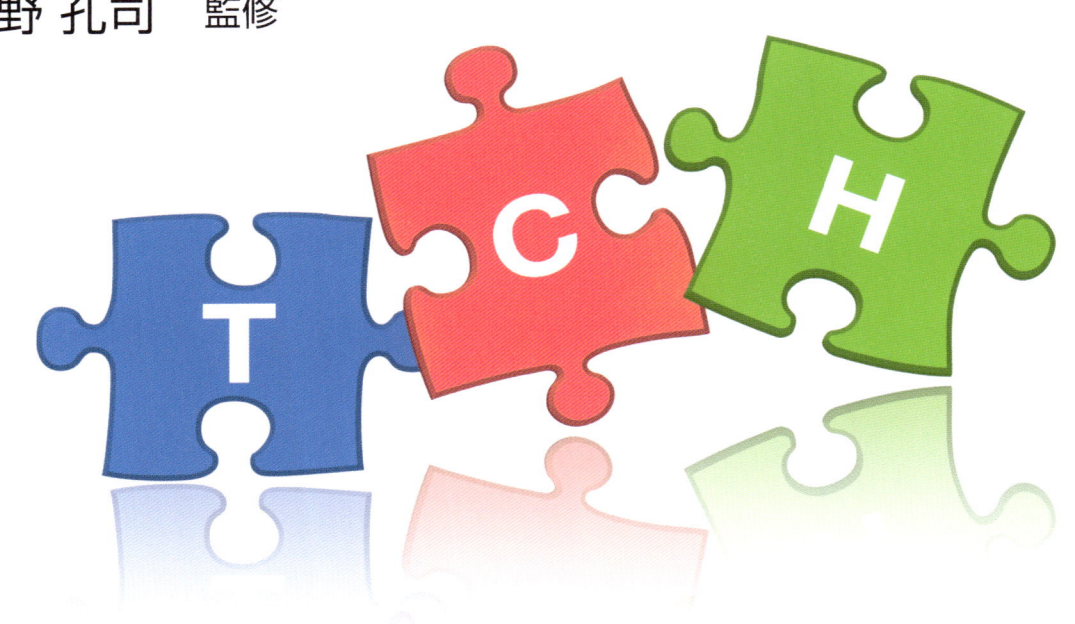

医歯薬出版株式会社

This book was originally published in Japanese
under the title of :

SHIKAIIN DE TORIKUMU TCH KONTORO-RU NYUUMON
(A Guide to TCH control in Dental Office)

SAITO, Hiroshi
 Saito Dental Clinic

© 2014 1st ed.

ISHIYAKU PUBLISHERS, INC.
 7-10, Honkomagome 1 chome, Bunkyo-ku,
 Tokyo 113-8612, Japan

本書の発刊にあたって

　読者の方々には，まず，TCHの提唱者である東京医科歯科大学の木野孔司准教授と筆者（齋藤博）とのかかわりをご説明しておきたい．

　木野先生と筆者は東京医科歯科大学歯学部の同級生で，卒業後，木野先生は口腔外科学第一講座に入局して大学院に進み，私は東京都内で開業した．
　木野先生の大学院での研究テーマは顎関節の解剖学で，他の動物との比較解剖学も研究していた．口腔外科医としても臨床経験を積み，2000年に東京医科歯科大学歯学部附属病院に顎関節治療部が新設された際には部長に着任し，現在まで数多くの臨床と研究にあたっている．
　木野先生と筆者は大学卒業後も絶えずコンタクトをとっており，筆者は木野先生から顎関節症の治療が終了した患者さんの補綴治療を時折依頼され，行ってきた．そのような関係から，木野先生のTCH（Tooth Contacting Habit；上下歯列接触癖）の研究も，初期の頃から話を聞いていた．

　顎関節治療部が発足した頃から，木野先生は，多くの顎関節症患者に共通してみられるTCHをコントロールすれば顎関節症の症状が改善するのではないかとの考えから，来院患者のTCHの有無を調べ，TCHコントロール指導を開始した．
　筆者は2004年に，顎関節治療部へ木野先生の治療を毎週見学しに行ったが，ほとんどの患者さんの顎関節症症状が，TCHコントロール指導を受けた次の来院時には軽減していることに，たいへん驚いた．顎関節症の名医を訪ねて咬合治療や矯正治療を受けても症状が改善しなかったという患者さんでさえも，わずか1，2回のTCHコントロール指導で明らかに症状が改善していた．
　患者さんのなかには，「今まで受けていた治療はなんだったんだ．こんな簡単な指導で治ってしまうなんて！」と怒る人もいたが，筆者自身，開業歯科医ではとても治療できないような難しい患者さんを指導だけで改善してしまう現場を目にして，TCHコントロールの重要性をひしひしと感じた．

　顎関節治療部での見学を通じ，顎関節症ばかりでなく，齲蝕や歯周病，補綴治療の経過にもTCHが影響するのではないかと考えるようになり，さっそく当院でもTCHのコントロールを日常臨床に取り入れた．その結果，TCHが口腔内のさまざまなトラブルの寄与因子であると認識するようになった．現在，TCHのある患者さんに対しては，そのリスクに応じたコントロールを行っており，口腔内健康維持の必須事項になっている．

　本書は，木野先生が昨年出版された『TCHのコントロールで治す顎関節症』（医歯薬出版刊）の続編的な位置づけで，TCHが顎関節症だけでなく口腔内の多くの問題にいかに関与しているか，またそれをコントロールすることで一般開業医の日常臨床にどれほどメリットがあるかを紹介していく．
　歯を削ることなく，TCHのコントロールだけで口腔内の多くの問題が解決できれば，患者さんの歯の寿命は長くなり，歯科医にとって治療が格段にしやすくなることは間違いない．最初は試行錯誤があるかもしれないが，プラークコントロールと同様にTCHコントロールの重要性を必ず実感するはずだ．
　本書が，多くの読者の臨床の一助となることを願っている．

2014年秋

齋藤　博

こんな患者さん，来ませんか？

TCHは日常臨床で遭遇する口腔内のさま

Case 1　過蓋咬合

Aさん：30歳代，女性

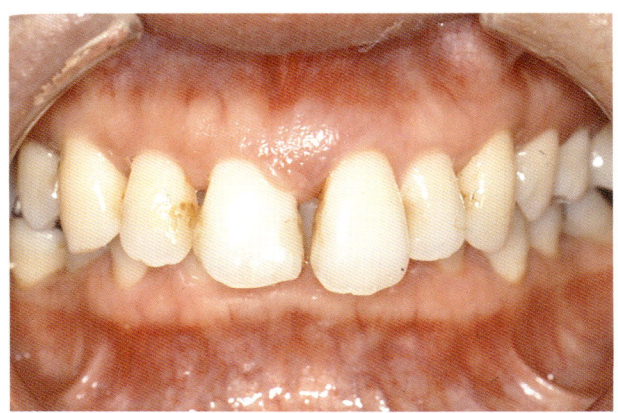

初診時

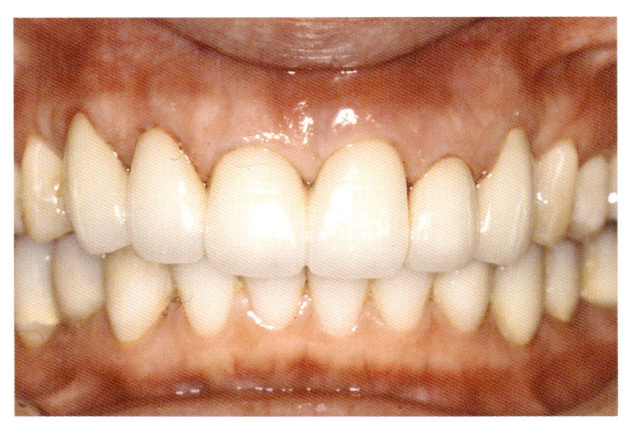

治療後

　Aさんは，歯の隙間と前歯の動揺が気になって来院されました．下顎前歯が全く見えないほどの過蓋咬合で，下顎臼歯部は圧下され歯肉に沈み込んでいる状態．これでは，咬合高径が下がって前歯が強く早期接触し，動揺するのは当然です．

　この状態をもたらしている原因の一つは，TCHでした．しかし，Aさんには歯を接触させている自覚がなく，その後も補綴物の脱離が頻繁に起こりました．

　前歯の動揺を止めるため，咬合高径を挙上して過蓋咬合を改善する治療計画を立てました．その治療を成功させるためには，Aさんに，上下の歯を当てる癖をやめてもらわなければなりません．

　そこで，TCHコントロールの必要性を認識してもらい，指導を始めました．数回ほどTCHコントロール指導を行うと，歯が接触した時にAさん自身が気づいて離すようになり，咬合高径挙上後も短期間で新しい咬合に順応し，前歯の動揺も治まりました．

　TCHのコントロールができれば，咬合の変化を気にして頻繁に歯や舌を当てて違和感を確かめるような行動をしなくなるので，咬合高径を変更する治療もスムーズに行えます（詳しい治療経過は，46ページを参照）．

ざまな問題に大きくかかわっているのです

Case 2　咬合違和感

Bさん：40歳代，女性

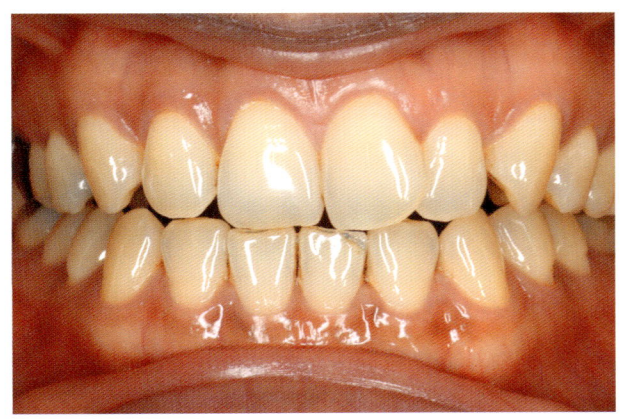

初診時

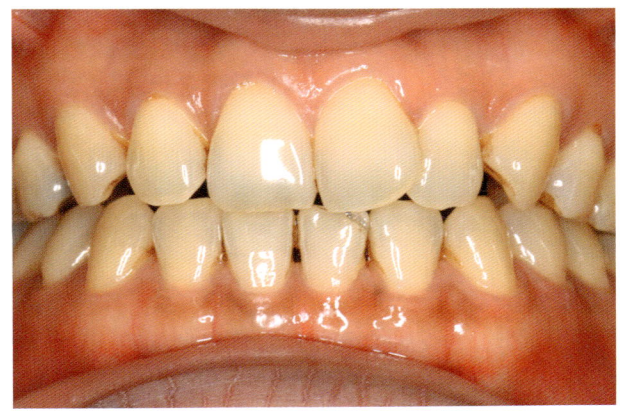

治療後

　インレーを咬合面に装着しただけで，患者さんから咬合違和感を訴えられるようになった経験はないでしょうか？

　Bさんは，他院で下顎左側第一・第二大臼歯のメタルインレーをレジンインレーに替えた後，咬合違和感を生じました．気になる箇所の上下の歯を絶えず当てていたために咀嚼筋群が緊張し続け，夜に左頬がこわばるようになり，精神状態も不安定になってしまいました．別の医院で咬合挙上治療やマウスピース治療を受けましたが完治せず，来院されました．

　TCHコントロール指導を3回受けた後から，咀嚼筋群の緊張がほぐれ，咬合違和感も消失しました．精神状態も安定し，本来の下顎位で咬むことができるようになったため，TCHコントロール指導を継続しながら補綴治療を行いました．

　TCHリスクの高い患者さんは，たった1本の歯にインレーの治療を行っただけでも，咬合違和感が生じ，顎口腔系の問題のみならず，不定愁訴や不安定な精神状態を訴えることがあります．1本の歯の治療でも，TCHリスクレベルを把握し，コントロール指導を行うことが大切だと教えられた患者さんでした（詳しい治療経過は，47ページを参照）．

こんな患者さん，来ませんか？

Case 3　知覚過敏

Cさん：60歳代，女性

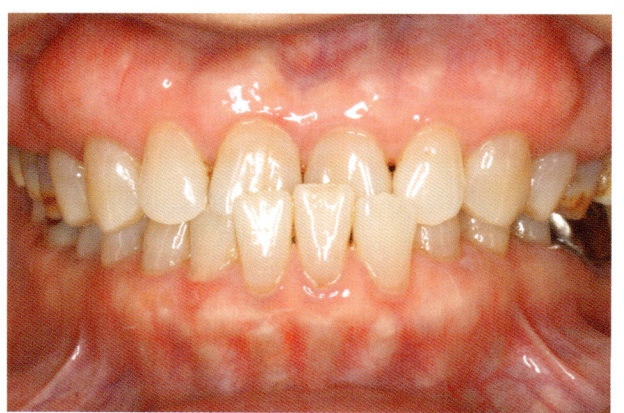

初診時

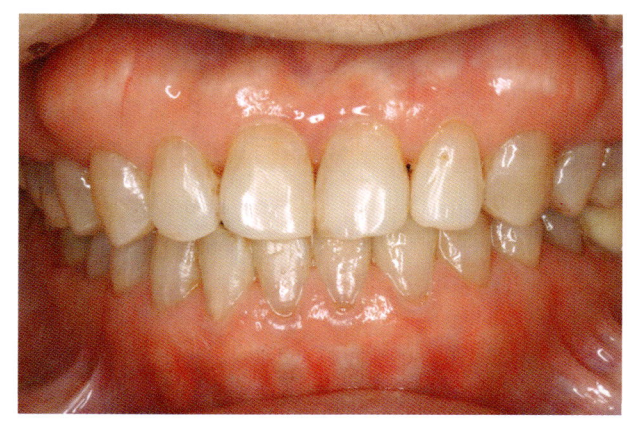

治療後

　Cさんは，起床時に奥歯が痛い，冷たいものがしみるということを主訴に来院されました．主訴の原因は夜間のくいしばりと思われましたが，口腔内をみると，問題はそれだけではなさそうでした．

　前歯部のみ反対咬合で，深く咬み込んで下顎運動が正常に行えない状態でした．また，口腔内には顕著な骨隆起，咬耗，頰粘膜咬合線や舌圧痕などが認められ，TCHの影響が考えられました．

　顎関節症の症状はありませんでしたが，TCHがかかわっていると思われる所見が多々みられたので，CさんにはTCHの問題を説明し，コントロールが必要なことを理解していただいて，指導を開始しました．2，3回の指導の後には，奥歯が痛い，しみるという訴えは解消しました．

　また，前歯の反対咬合を改善する目的で，咬合挙上を伴う矯正治療を行いました．その間もTCHコントロール指導を徹底し，短期間で問題なく反対咬合を改善することができました．

　Cさんは，他院にて夜間のくいしばりを防ぐナイトガードを作製され，装着していたそうですが，それでは問題が解決せず，TCHコントロールによって，やっと口腔内の健康を取り戻せたのです（詳しい治療経過は，62ページを参照）．

Case 4 小児の過蓋咬合

Dさん：8歳，女児

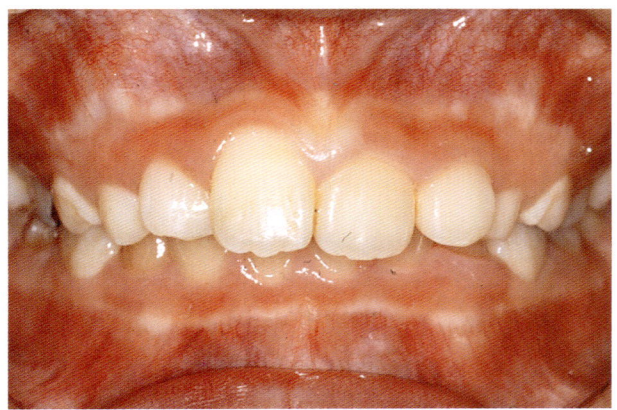
初診時

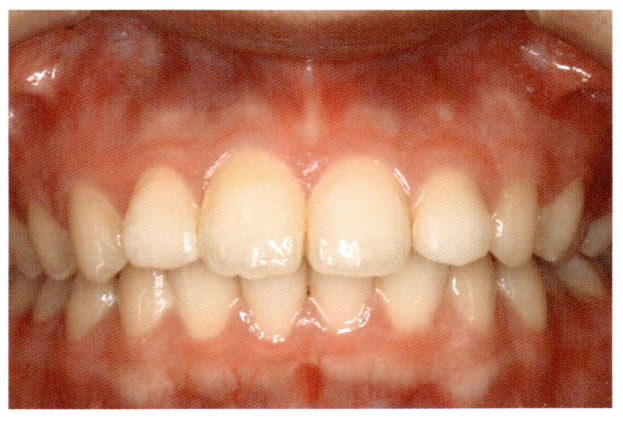
治療後

　Dさんは，上顎前歯が飛び出ているのが気になり，矯正治療を希望して来院されました．初診時，Dさんはずっと上下の歯を接触させており，8歳にしてすでにTCHが常態化していました．乳臼歯が圧下されて咬合高径が低くなり，正面観は下顎が張っているように，側貌は下顎が後退しているように見えました．

　昔は口をポカンと開いている子どもが多く，「用がない時は口を閉じておきなさい！」と親から注意されたものですが，最近はDさんのようにTCHが常態化した子どもが増えてきたように感じます．親御さんからは，「ゲームに夢中になっている時に歯をグッと噛みしめている」とよく聞きます．大人でもPC作業中はTCHが長時間化する傾向があるので，ゲームに熱中する子どもにTCHが増えるのは当然なのかもしれません．

　Dさんもそのような状態が毎日続いたことが，咬合高径が低下し，過蓋咬合となってしまった一因と考えられます．過蓋咬合の改善には咬合高径の挙上が必要であり，治療当初からTCHコントロール指導を開始しました．

　ところが，TCHが常態化した子どもは，それを悪い癖だと思わず無意識に行っているため，コントロールするのはとても難しく，家族の協力も得ながら根気強く指導していくしかありませんでした．

　DさんもTCHコントロールがなかなか定着せず，長期にわたり，あきらめずに指導を続けた患者さんでした（詳しい治療経過は64ページを参照）．

歯科医院で取り組む
TCH コントロール 入門
Contents

4 ─── こんな患者さん，来ませんか？ Case 1〜4

Chapter 1　TCH コントロールを日常臨床に取り入れるメリット
齋藤 博

12 ─── TCH コントロールが顎関節症治療を変えた！
　　1　顎関節症には多くの因子が関与している
　　2　TCH コントロールは安全で効果的な顎関節症の治療法
14 ─── 患者さんに TCH をわかりやすく説明するには？
15 ─── 歯の寿命を延ばす TCH コントロール
17 ─── TCH コントロールで歯科治療のトラブルを減らす
　　1　TCH コントロールで歯科治療をスムーズに
　　2　歯科治療による咬合違和感の予防

Chapter 2　TCH のリスク診断
齋藤博之

20 ─── TCH リスク診断時の患者説明
　　1　患者説明：4 つのポイント
22 ─── TCH リスク診断の方法
　　チェック 1：顎関節症・咬合違和感のチェック（TCH リスク 3b のスクリーニング）
　　チェック 2：歯列離開テスト（TCH リスク 3a のスクリーニング）
　　チェック 3：歯列接触テスト
　　チェック 4：口腔内所見（TCH リスク 2 とリスク 1 の鑑別）
29 ─── 心理状態のスクリーニング
　　1　精神科への受診歴・服用薬
　　2　心理状態のスクリーニング
　　3　性格傾向のスクリーニング
31 ─── Column 1　一般歯科でも見逃すと怖い「かくれ顎関節症」
32 ─── Column 2　治療費の設定

Chapter 3　TCH リスク別対応法 齋藤博之

- 34　TCH リスク別　一般歯科治療の進め方
- 36　3 ステップで行う TCH コントロール（貼り紙法）
- 38　うまくいく指導のコツ
    1. 意識的なコントロールは逆効果
    2. 貼り紙の意味と枚数
    3. 脱力の正しい意味

Chapter 4　TCH を長時間化させない咬合治療 齋藤 博

- 40　TCH をベースにした咬合治療の考え方
    1. TCH リスク別の咬合治療
    2. TCH リスク患者の咬合の基本的な考え方
    3. TCH の長時間化につながる違和感を最小限に
- 43　違和感の少ない補綴方法
    1. 既存歯を複製できる場合のクラウン作製
    2. 既存歯を複製できない場合のクラウン作製
    3. 咬合高径の変更
- 48　**Column 3**　哺乳類の進化の過程からみたヒトの下顎運動

Chapter 5　メインテナンス時の TCH コントロール 渡邉晴美（歯科衛生士）

- 52　歯科衛生士が行うメインテナンス時の TCH リスク診査
    1. メインテナンス時の TCH リスク診査
    2. TCH リスク診断に役立つ会話術
    3. メインテナンス時に気づく TCH の長時間化
- 55　TCH リスク別メインテナンス
- 57　長期メインテナンス患者における TCH コントロールの効果

Chapter 6　TCH コントロールを取り入れた臨床例
齋藤滋子・齋藤 博・渡邉晴美

- 62　Case 3・4・6・7

- 70　文　献

Chapter 1

TCHコントロールを日常臨床に取り入れるメリット

TCH コントロールが顎関節症治療を変えた！

　まずは，木野孔司先生（東京医科歯科大学歯学部附属病院顎関節治療部）が TCH（Tooth Contacting Habit；上下歯列接触癖）の概念を提唱し，TCH のコントロールを顎関節症治療に導入するようになった経緯を紹介したい．

1）顎関節症には多くの因子が関与している

　以前は多くの歯科医が，「咬み合わせが悪いと顎関節症になる」と信じていた．現在もそのように考え，顎関節症患者の咬み合わせを改善する目的で咬合調整や矯正治療，補綴治療を行っている歯科医は多いのではないだろうか．しかし，そのような治療を行っても顎関節症が改善せず，患者さんとの間でトラブルにまで発展してしまう例も聞く．
　現在，顎関節を専門とする研究者は，咬合を治すだけで顎関節症が改善するとは考えていない．
　それは 1970 年代以降，不良な咬合関係が顎関節症の原因であるとする「咬合病因論」に代わり，顎関節や筋肉自体の弱さ，ストレスなどの精神的要因，歯ぎしりや頬杖などの行動といったさまざまな因子が顎関節症の発症にかかわるという「多因子病因論」が主流になってきたからである（**表 1-1**）．
　多因子病因論では，不良な咬合関係も顎関節症の発症に寄与する多くの因子のなかの一つにすぎず，単独で顎関節症を発症させるほどの病因強度はないと考える．そして，多くの寄与因子が蓄積して患者さん個人の総合的耐久力を超えた時に，顎関節症を発症

表 1-1　顎関節症の発症に関与する寄与因子

1. 解剖学的要因	顎関節や顎筋の構造的脆弱性	
2. 咬合要因	不良な咬合関係	
3. 精神的要因	精神的緊張，不安，抑うつ	
4. 外傷要因	噛みちがい，打撲，転倒，交通外傷	
5. 行動要因	1) 日常的な習癖	**TCH（上下歯列接触癖）**，頬杖，受話器の肩ばさみ，携帯電話の操作，下顎突出癖，爪噛み，筆記具噛み，うつぶせ読書
	2) 食事	硬固物咀嚼，ガム噛み，片咀嚼
	3) 就寝時	ブラキシズム（クレンチング，グラインディング），睡眠不足，高い枕や固い枕の使用，就寝時の姿勢，手枕や腕枕
	4) スポーツ	コンタクトスポーツ，球技，ウインタースポーツ，スキューバダイビング
	5) 音楽	楽器演奏，歌唱（カラオケ），発声練習
	6) 社会生活	緊張する仕事，PC 作業，精密作業，重量物運搬

すると考えられている．木野先生は，この発症メカニズムを「積み木モデル」で表現している（図1-1）．

2）TCH コントロールは安全で効果的な顎関節症の治療法

顎関節症の症状を軽減するには，蓄積された寄与因子が患者さんの総合的耐久力の範囲内に収まるようにすればよい．しかしながら，寄与因子の種類や病因強度には個人差があるため，寄与因子をすべて見つけ出すのは容易ではないし，それぞれの寄与因子がどれだけその患者さんの顎関節症に影響しているか判定する方法もない．したがって，多くの患者さんが有し，かつ除去するのが容易な寄与因子にアプローチするのが現実的な対処法といえる．

2000年に，木野先生の研究グループが東京慈恵会医科大学附属病院の杉崎正志先生らと共同で，顎関節症の患者に高頻度に存在する寄与因子を探る調査研究を行った．その結果，疼痛のある顎関節症患者511名のうち約50％にTCH（非機能時に上下の歯列を接触させている癖）が認められた[10]．さらに解析を進めたところ，初診時にTCHのある顎関節症患者は，ない患者に比べ，疼痛が悪化ないしは改善していない割合が2倍に及ぶことが判明した[11]．

これらの調査結果を得て，木野先生の顎関節治療部では顎関節症患者に対し，咬合調整や外科療法，矯正治療などの非可逆的処置ではなく，TCHのコントロールという可逆的処置の導入に踏み切った．可逆的な処置であれば，たとえ効果がみられなかったとしても，患者さんに害を及ぼさない．そのため，TCHをもつ顎関節症の患者さんには，TCHのコントロールが治療の第一選択になっている．

顎関節治療部には年間約3,000人の患者さんが来院するが，多くはTCHのコントロール指導を数回受けるだけで症状が改善している．このことからも，顎関節症の症状改善にTCHのコントロールが大きな効果をあげていることがわかる．

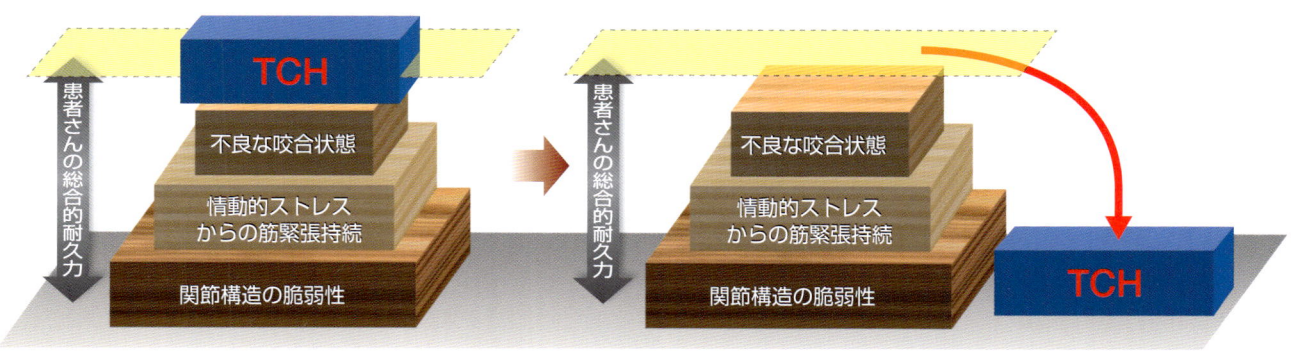

図1-1　顎関節症の発症メカニズムを表現した積み木モデル（木野孔司先生考案）
　顎関節症の寄与因子（積み木）が積み重なり，その高さが患者さんの総合的耐久力を超えた時に顎関節症を発症する．積み木の一部を下ろし，総合的耐久力の範囲に収まれば，症状は軽減する

患者さんに TCH をわかりやすく説明するには？

　顎関節治療部では，木野先生だけでなく医局のドクター全員が TCH コントロールの指導を行って効果を上げ，TCH のコントロールが顎関節症の症状改善に有効であることを証明している．筆者は，そのエビデンスと実際の顎関節治療部の見学を通じ，一般開業医も日常臨床に TCH コントロールを取り入れるべきだと考えるようになった．

　そこで木野先生の指導の下，2004 年から自院において TCH コントロールを日常臨床に取り入れた．来院する患者さんに TCH の診査を行っていくと，TCH が齲蝕や歯周病の進行にも影響を与えること，治療途中や治療後に生じる咬合違和感や顎関節症の主な原因になっていることなどがわかってきた．

　一般開業医にとっては，7〜8 割の患者さんに有効な手段で，しかも歯科治療を行ううえで起こりうるトラブルを未然に防止できるのであれば，TCH のコントロールを日常臨床に取り入れる価値は十分あると思う．

　日常臨床に TCH のコントロールを取り入れるにあたって，TCH を患者さんにわかりやすく説明するために，定義を簡明にしておく必要があると考えた．1 日（24 時間）のうち，上下の歯列が生理的に触れる時間は意外に短く，20 分以内と考えられている．そこで，当院では患者さんに対し，以下のように TCH の説明を行っている．

「TCH とは，1 日のうち 20 分以上，上下の歯が触れること」

　では，上下の歯列が生理的に触れるのはどのような場合だろうか．
　咀嚼時には，上下の歯列がずっと触れているわけではなく，1 秒間に 1，2 回のペースで触れては離れるという動きが続く．嚥下時も，上下の歯が接触して食塊を咽頭へ送り込む．日本語ではあまり多くはないが，上下の歯を接触させないと発音できない言葉もある．
　咀嚼 1 回で上下の歯列が接触している時間は 0.3 秒，嚥下 1 回で 1.0 秒と言われており[12]，生理的な接触は「瞬間的」なものである．したがって，非機能時に上下の歯列を接触させていることは，異常習癖といえるだろう．
　TCH のコントロールがある程度できるようになると，睡眠中に歯が触れた時，「あっ，いけないことをした」と感じて目が覚めるようになったという患者さんもいる．日中に，接触刺激からの条件反射として歯を離すことができるようになれば，夜間も同様に離すようになり，ブラキシズムが口腔内に問題を起こさない範囲に収まってくる可能性がある．

歯の寿命を延ばす TCH コントロール

電車の中で他人を観察していると，頰の部分がキュッキュッと引き締まる現象を目にすることがあるだろう．多くの人が，本を読んだり，スマートフォンを操作したりしながら奥歯を嚙みしめており，そのたびに咀嚼筋が収縮しているのだ．

上下の歯が触れると，その瞬間に咀嚼筋の収縮が起こる．強い力で嚙むと，咀嚼筋の収縮も大きくなるが，すぐに筋疲労が起こり1分も嚙み続けられない．しかし，上下の歯が触れただけの状態では，筋疲労を感じることなく長時間，咀嚼筋は収縮し続ける．

ここで問題になるのは，力の「強さ」ではなく，力がかかっている「時間」である．筋疲労を感じなければ，自覚なしに長時間，上下の歯を接触させていることができるが，その間，咀嚼筋は収縮し続けている．この長時間にわたる咀嚼筋の収縮により生まれた力のエネルギーが，顎関節・歯・歯周組織・頭頸部などに，さまざまな問題を起こすことが，次第に明らかになってきた（表3-1）．

①顎関節に起こる問題

長時間，正座をしていると膝関節が痺れてくるように，顎関節に力がかかり続けると血液の循環が悪くなり，トラブルを生じることがある．顎関節症，関節円板の転位・変形・摩耗，下顎頭の変形・摩耗や関節隆起の摩耗などが起こりうる．

②歯に起こる問題（図3-1, 3-2）

歯に無理な力がかかれば，摩耗，歯冠破折，楔状欠損，歯根破折などが起こる．

③補綴物に起こる問題

補綴物の脱離・変形・摩耗，義歯の摩耗・破折，ブリッジの破折・脱離などが起こる．

表3-1　長時間のTCHにより生じうる問題

1. 顎関節	顎関節症，関節円板の転位・変形・摩耗，下顎頭の変形・摩耗や関節隆起の摩耗
2. 歯	摩耗，歯冠破折，楔状欠損，歯根破折
3. 補綴物	補綴物の脱離・変形・摩耗，義歯の摩耗・破折，ブリッジの破折・脱離
4. 歯周組織	歯周病の進行，骨隆起，顎骨吸収，下顎角肥大化
5. 頭頸部	頭痛，肩こり，胸鎖乳頭筋の痛み

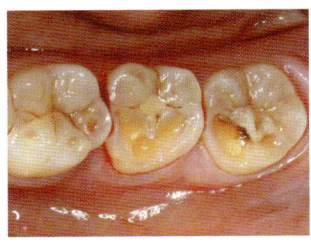
図3-1 大臼歯の異常摩耗

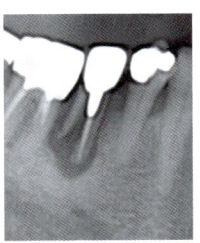
図3-2 歯根破折

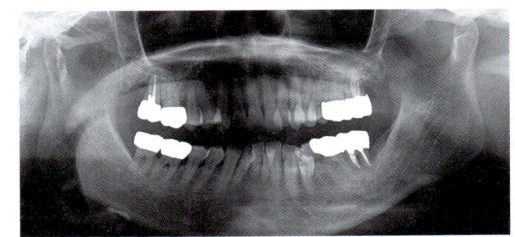
図3-3 大臼歯部の歯周病の悪化．TCHが常態化してくると，咬み合う最後臼歯に力が絶えずかかり，歯周病が進行する

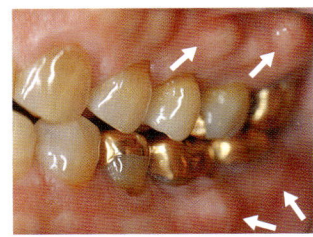
図3-4 骨隆起．絶えず歯根部に力がかかることによって，歯槽骨が肥大化してくる

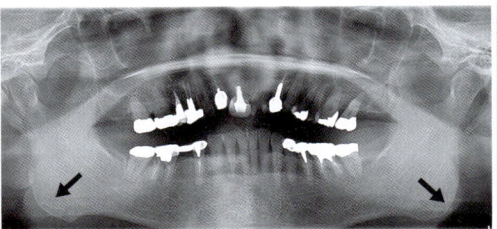
図3-5 下顎角の肥大化．咬筋が絶えず収縮し続けると，筋の付着部が肥大化してくる

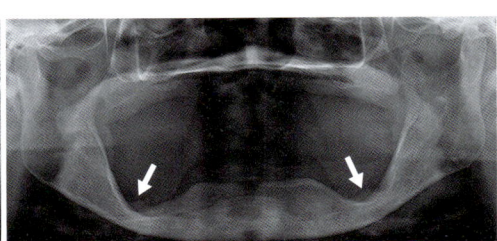
図3-6 60歳代の女性にみられた下顎骨の異常吸収．義歯に絶えず力がかかることで顎骨が異常吸収してくる

④歯周組織に起こる問題（図3-3〜3-6）

歯に加わる力によって，二次的に歯周病の進行，骨隆起が起こることがある．義歯にかかる力は，顎骨の吸収や下顎角の肥大化などを生じる．

⑤頭頸部に起こる問題

咬筋・側頭筋が収縮し続けることで，頭痛や肩こりが起きる．胸鎖乳頭筋にまで痛みが広がることもある．

このように，TCHが長時間続くと，口腔内や頭頸部にさまざまなトラブルが発生してくる．歯根破折や顎骨吸収など大きな問題が起こる前に，TCHをコントロールすることが，顎口腔領域の健康を保つうえで必要である．

歯を失う2大原因は齲蝕と歯周病であり，喪失原因の74％を占める．しかしながら，予防歯科と治療技術の進歩により，齲蝕と歯周病による歯の喪失は年々減少している．80歳の時点で自分の歯が20本以上残っている8020達成者の割合は，平成23（2011）年には38.3％にまで増加している[13]．

この状況に，力を制御するTCHコントロールが加わると，歯や歯周組織に及ぶダメージが減り，歯の寿命はさらに延びる可能性がある．

TCHコントロールで歯科治療のトラブルを減らす

　顎関節や咬合の問題を訴えていない患者さんの場合でも，TCHのリスクを診断して，リスクに応じたTCHコントロールを「術前投与」のように治療開始時に行うと，顎関節や咀嚼筋の状態が安定し，その後の歯科治療をスムーズに進められる．

1）TCHコントロールで歯科治療をスムーズに

　歯科治療の際には，日常は行うことのない数十分にわたる開口維持が必要となる．なかには，治療中に開口を維持できなくなったり，術後に顎関節や咀嚼筋の痛みを訴える患者さんもいる．その結果，患者さんは歯科治療を受けること自体，苦痛に思うかもしれないし，歯科医自身も治療が思うように進まずストレスを感じるだろう．

　そうした患者さんのなかには，以前の顎関節症が完全には改善しないまま日常生活を支障なく過ごしている「かくれ顎関節症」（31頁参照）の方もいる．たとえ，主訴が齲蝕や歯周病の治療であったとしても，治療前にTCHリスクを把握しておきたい．

　TCHリスクが高いと判断したら，治療を始める前に患者さんにTCHの問題を説明し，TCHコントロール指導を行う．TCHコントロールにより顎関節や咀嚼筋の状態が安定した後に治療を開始すれば，問題なくスムーズに治療を進めることができる．TCHリスク診断についてはChapter 2で，リスク別の対応についてはChapter 3で詳述する．

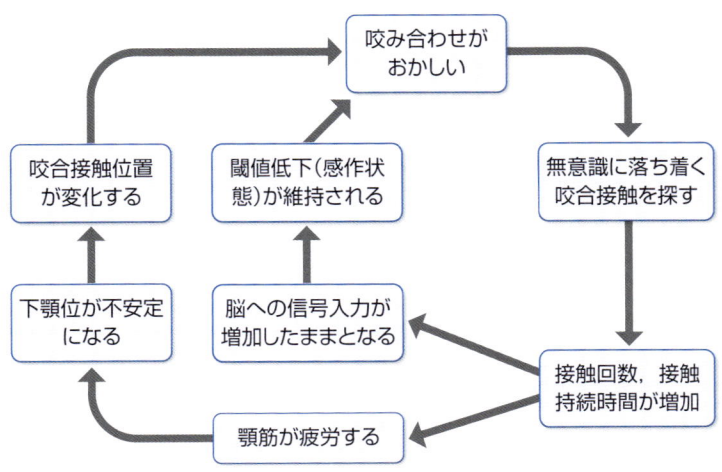

図4-1　咬合違和感仮説（木野2013より）[1]

2) 歯科治療による咬合違和感の予防

TCH が長時間化すると，顎関節や咀嚼筋に過負荷がかかり，咬合違和感を生じたり，顎関節症を発症したりすることがある．そのため，歯科治療によって TCH を長時間化させない配慮が必要である．

歯科治療をきっかけに生じるトラブルの一つに「咬合違和感」がある．木野先生の仮説によると，TCH のある患者に咬合接触位置の変化が生じると，無意識に噛める位置を探すようになり，それが TCH の長時間化を引き起こす．そうなるとさらに歯根膜の血流が阻害され，歯の接触感覚が過敏化する（図 4-1）[1]．このような悪循環を起こさないためにも，TCH コントロールは重要である．

咬合接触が変わる可能性のある補綴治療後は，特に咬合違和感を起こしやすいと考えられるが，そのメカニズムを木野先生の図を使って説明する（図 4-2）．

1 本の歯の治療後に，補綴物が少し高い，ザラザラしているなどの違和感があっても，通常の接触感覚神経をもった患者さんだと，数日後には慣れて気にならなくなる．多くはこの経過を辿るので問題を生じない．

しかし，違和感から，絶えず治療した歯に対合歯や舌を当てていると，接触感覚神経が過敏化した状態になり，許容範囲が狭まってしまう．同時に，TCH の長時間化で治療歯に挺出・動揺・歯周組織の炎症や知覚過敏症状が現れ，それまで咬んでいた位置では咬めなくなる．さらに，咬む位置が以前と変わったことで左右の咀嚼筋のアンバランスを生じ，顎関節が不安定になってしまう．

そのような咬合違和感や顎関節の不安定化を防ぐためには，TCH の問題を患者さんによく理解してもらい，TCH をコントロールすることと，顎関節が安定した状態になったことを確認したうえで歯科治療を開始することが重要である．

開業医にとって，患者さんと良好な関係を保つことは絶対条件である．「もう二度とあの歯科医院には行きたくない」と思わせてしまうようなことがあってはならない．TCH の気づきは，患者さんと歯科医を繋ぐ潤滑油にもなりうると思う．

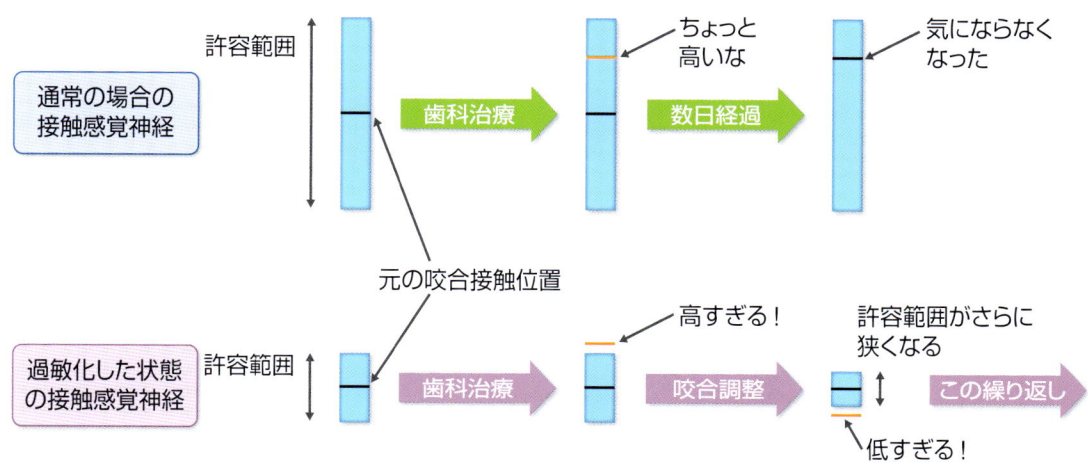

図 4-2　歯科治療後に咬合違和感を起こすメカニズム（原案：木野孔司先生）

Chapter 2

TCH のリスク診断

TCH リスク診断時の患者説明

　筆者（齋藤博之）は，現在，木野先生の下で東京医科歯科大学顎関節治療部の外来にて週1回診療を行っているが，難治性の顎関節症や咬合違和感が，歯科医がTCH長時間化のリスクを理解せずに行った処置の結果と考えられる症例に，たびたび遭遇する．

　そのような患者を新たに生み出さないためには，来院患者のTCHの有無を診断するだけでは不十分であり，TCHのリスクをレベル分けし，それに合った対応をとることが必要と考える．

　TCHリスクのレベル診断とそれに合った対応を行うことで，顎関節症や咬合違和感の発症予防となるだけでなく，齲蝕や歯周病の進行予防，スムーズな歯科治療にもつながると考えられるため，一般歯科臨床にぜひ取り入れていただきたい．

1）患者説明：4つのポイント

　顎関節や咬合の問題以外で受診している患者さんにもTCHリスク診断の必要性を理解していただくため，図1-1 に示す4つのポイントをわかりやすく説明する．また，歯科医自身がTCHについて間違ったイメージをもっていることが多いのも，これらのポイントである．

---

❶ TCHとは上下の歯を1日20分以上接触させてしまう癖である（TCHの定義）

❷ TCHはあらゆる歯科疾患の寄与因子となる

❸ 強い咬合力より，弱くて長時間の咬合力が口腔内に問題を引き起こす

❹ TCHは無意識に行うため，自覚するのが難しい

図1-1　患者さんにTCHリスク診断の必要性を説明する際のポイント

ポイント1：TCHとは上下の歯を1日20分以上接触させてしまう癖である

　TCHの定義は，前述のとおり「1日のうち20分以上，上下の歯が触れること」である．咀嚼時，嚥下時，発音時など，生理的な機能時の上下歯列の接触はすべて「瞬間的」である．これ以外に長時間，上下の歯列を接触させる行動は，反射を押し殺す非生理的運動であり，後天的な習癖である．

　このことは，TCHリスク診断やコントロール指導の際に，患者さんに正しく理解してもらう必要がある．

ポイント2：TCHはあらゆる歯科疾患の寄与因子となる

　「土中の杭を長時間揺さぶり続けると，周囲が緩んで動揺するようになる」などの一般的な事象で説明すると，患者さんもTCHによって生じる問題をイメージしやすくなる．

　また，「義歯の具合が悪い」「プラークコントロールを頑張っても歯周病が進行する」「同じ補綴物がいつも脱離する」など，患者さん個別の悩みに合わせたTCHの影響も考慮して診査や治療を進めると，理解を得やすくなる．

ポイント3：強い咬合力より，弱くて長時間の咬合力が口腔内に問題を引き起こす

　患者さんがイメージしているTCHは，いわゆる「歯ぎしり」や「くいしばり」といった強い力であることが多い．このような強い歯列接触は疲労感が強く，長時間は行えない．また，患者さんも自覚しやすい．

　一方，歯が触れる程度の弱い接触は，疲労感がないために長時間無理なく行え，歯と歯槽骨の間の歯根膜腔や，義歯と顎堤間の床下粘膜などが圧迫され続け，その結果，さまざまな問題を引き起こす．

　為害性の高いTCHは「弱くて長時間の歯の接触」であることを，患者さんに理解してもらう必要がある．

ポイント4：TCHは無意識に行うため，自覚するのが難しい

　TCHは，生活のなかで変化する精神的な緊張状態に伴い無意識に行う習癖行動であり，緊張が高まるほどTCHも強まるため，意識的に気づくことは困難である．患者さんには，TCHは意識的に自覚できない習癖であることと，行動変容によるコントロールが必要であることを説明する．

TCH リスク診断の方法

　当院では，初診時の患者さん全員に TCH のリスク診断を行っている．顎関節や咬合に問題のある患者さんに必要なのはもちろんだが，前述したように，一般歯科治療の結果や経過にも TCH が影響していることを臨床的に実感しているためである．

　TCH のリスクレベルは，弱いほうから 1，2，3 とし，さらに 3 を顎関節症専門治療の必要性から 3a と 3b に分け，4 つに分類している．TCH リスク診断は，図 2-1 のフローチャートに従って行う．これは顎関節症治療でなく，あくまでも一般歯科診療を安全に行うための TCH リスク診断である．診断結果は診査票に記載する（図 2-2）．

　以下に，フローチャートに示す 4 つのチェック方法を順番に説明していく．

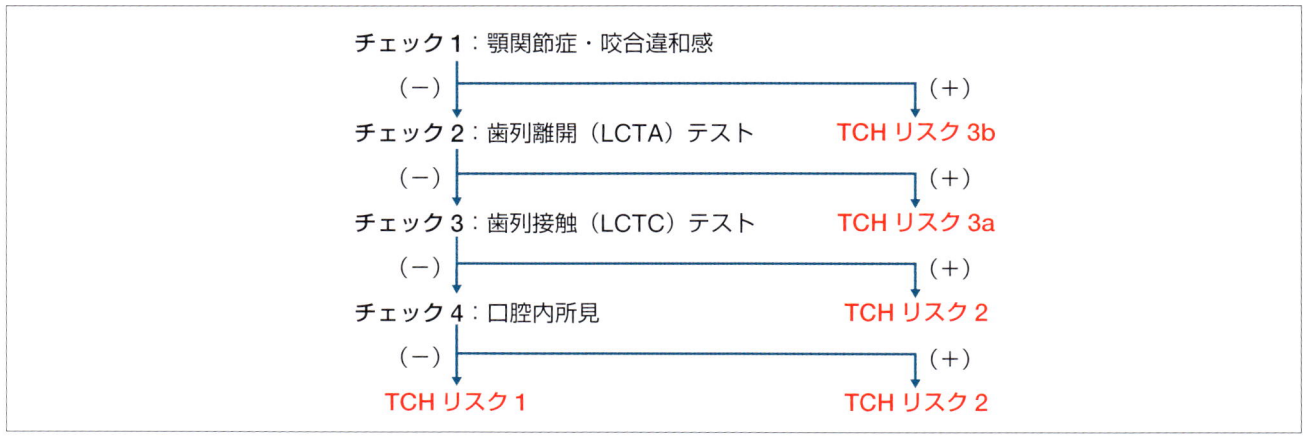

図 2-1　TCH リスク診断のフローチャート

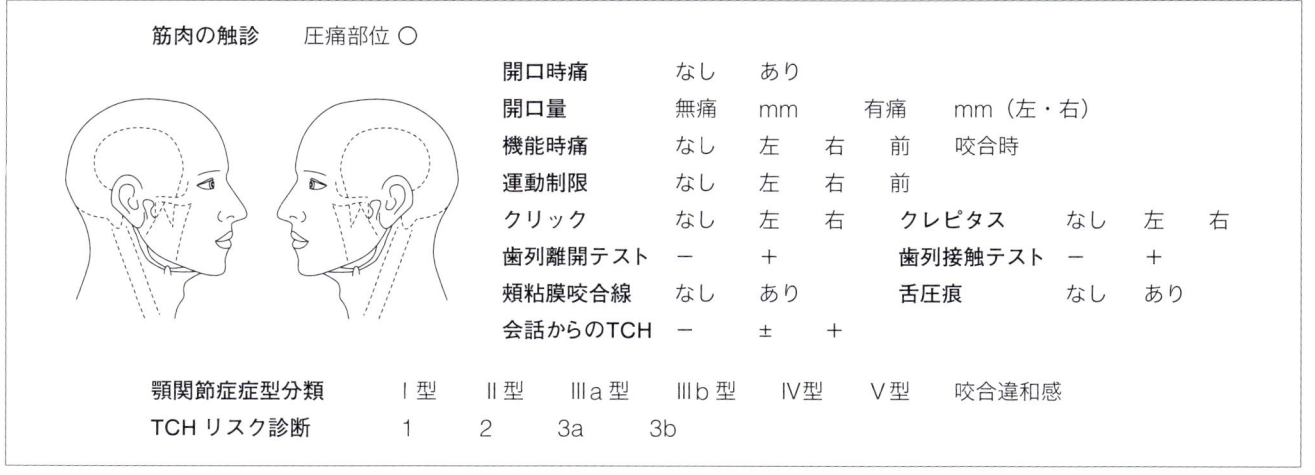

図 2-2　当院で使用している TCH リスク診断の診査票

チェック1：顎関節症・咬合違和感のチェック（TCHリスク3bのスクリーニング）

　まず，顎関節症と咬合違和感のスクリーニングを行い，一般歯科治療を行っても支障がないかどうかを判定する．顎関節症や咬合違和感を発症している患者さんを，TCHリスク3bと診断する．

　3bの患者さんは疼痛などの症状があり，下顎位が不安定になっているため，一般歯科治療を受けることでさらにTCHが強まり，症状が悪化する可能性がある．したがって，先に顎関節症の専門医による処置を受け，顎関節の状態が安定してから一般歯科治療を行うといった慎重な対応が求められる．

　特に，「かくれ顎関節症」（31頁参照）は，慢性の経過を辿り自覚症状も乏しく，診断が難しいために見逃しやすく，注意が必要である．

（1）顎関節症のチェック

　顎関節症の主症状は，関節雑音，機能時痛，開口障害の3つであるが，TCHリスク診断では，顎関節症治療の必要性を判断する機能時痛と開口障害の有無がポイントになる．

① チェックの方法

　A．まず問診で，関節雑音の経験，顎関節部の疼痛の経験，開口障害の経験を確認する．問診票の質問事項に入れておくと，聞き漏らすことがなく便利である．

　B．続いて，顎関節の準備運動を行ってから，最大開口・強制開口・偏心運動を行う．この時，耳前部に指を当て，下顎頭の前方滑走と関節雑音を確認する（図2-3）．さらに，開口測定器を用いて最大開口量を測定し，機能時痛（患者さんは違和感を訴える場合もある）と開口障害の有無を確認する（図2-4）．

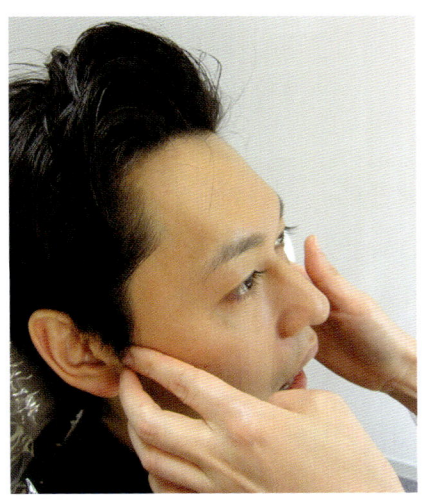

図2-3　チェック1：顎関節症のチェック．耳前部に指を当て，下顎頭の前方滑走と関節雑音を確認する

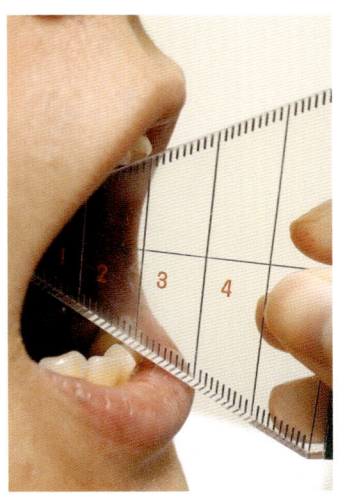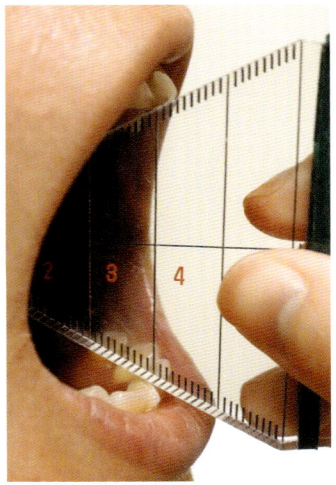

図2-4　開口測定器を用いた開口量診査．左：開口時痛が現れる開口量，右：最大開口量

開口運動は、突然行うと顎関節周囲の組織を痛めることもあるため、小さく開閉口運動を数回繰り返した後に、ゆっくりと息を吐きながら開けていくようにする。開口が苦手な患者さんは最大開口までいたらないことがあるため、場合によっては術者の手指により強制開口させることも有効である。ただし、顎関節脱臼や自発痛、拍動痛などがある場合は、顎関節症以外の疾患が疑われるため、検査を行わないほうがよい。

② リスク判定

A、Bのチェックで機能時痛や開口障害が認められた場合、顎関節症（＋）とし、TCHリスク3bと診断する（図2-5）。開口量は男性50mm、女性45mmを基準に、数値が極端に小さい場合はクローズドロックによる開口障害を疑い、問診で聴取したクリック音の出現・消失の経験、開口障害の経験と照合して判断する。

チェック項目に何も該当しないか、関節雑音のみの場合は、顎関節症（－）とする。関節雑音は、クリック、クレピタスともに、治療による軽快はあっても完全に消失することが少なく、現在は疼痛がなければ手術など侵襲的な処置を行わないのが一般的である。

（2）咬合違和感のチェック

咬合違和感は咬合感覚異常とも呼ばれ、臨床においてしばしば遭遇する。明確な歯科医学的定義はなされていないが、臨床上の咬合状態では説明のできない長期的な咬合時の不快感ということができる。

① チェックの方法

問診と口腔内の観察を行う。咬合に問題が認められないにもかかわらず症状を訴える患者さん、問診において「複数の歯科医院で咬合調整を受けたが症状が改善しない」「どこで噛んでよいのかわからない」と訴える患者さんなどは、咬合違和感を発症していると考えられる。

② リスク判定

咬合違和感を生じている患者さんは、歯科治療を行っても安定した咬合感覚の獲得が期待できないため、上記のチェックで（＋）（－）を判断し、（＋）の場合はTCHリスク3bと診断し、顎関節症専門医に紹介する。

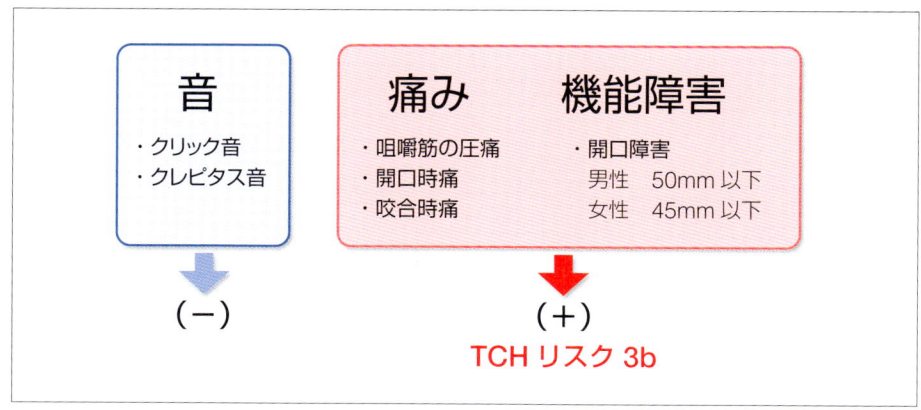

図2-5　チェック1：顎関節症のチェックによるTCHリスク判定

チェック2：歯列離開テスト（TCHリスク3aのスクリーニング）

TCHが強まるほど，上下歯列が接触している状態を楽に感じるようになる．この特徴を利用して，強度のTCH（TCHリスク3a）をスクリーニングするのが「歯列離開（LCTA；Lip Close Tooth Apart）テスト」である．

①チェックの方法

歯列離開テストでは，患者さんの上体を起こし，口唇を閉じた状態で歯列を離すよう指示する．そして，歯列を接触させている時と離している時のどちらが落ち着くと感じるかを尋ねる．

② リスク判定

歯列を接触させた状態よりも，離した時のほうが楽で落ち着く感覚がある場合は（－）と判定する．

逆に，歯列を離すのがつらく，落ち着かない感覚がある場合は（＋）と判定する．TCHが強い患者さんは，歯列を離開しようとすると，口唇までつられて離れてしまったり，無理に歯列を離そうとして下顎が落ち着かず，ガクガク震える状態を呈するため，判定しやすい（図2-6）．

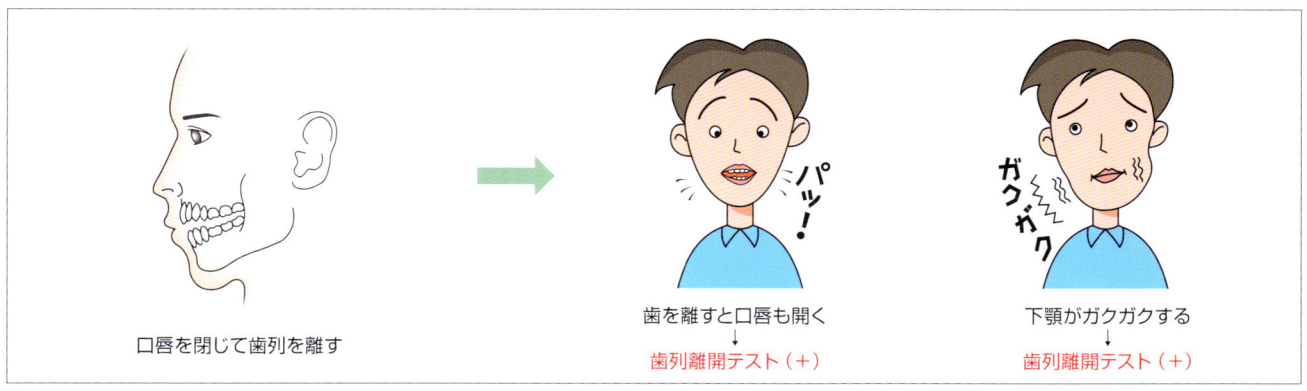

図2-6　チェック2：歯列離開（LCTA）テスト．口唇を閉じた状態で歯列を離すよう指示する．歯を離した時に口唇まで離れたり，下顎がガクガクする場合は（＋）と判定し，TCHリスク3aと診断する

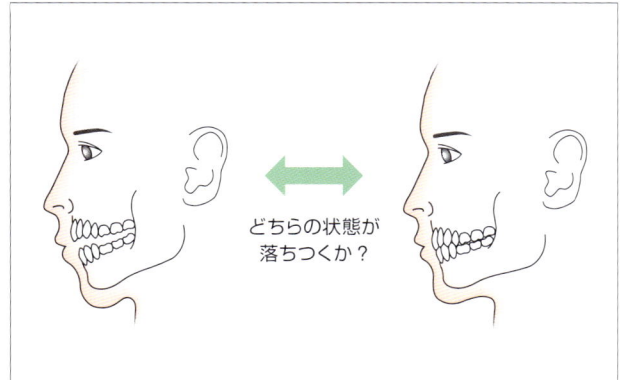

図2-7　1回の歯列離開テストで判定できない場合は，歯を軽く接触させる状態と離した状態を交互に指示し，どちらが落ち着くかを感覚的に答えてもらう

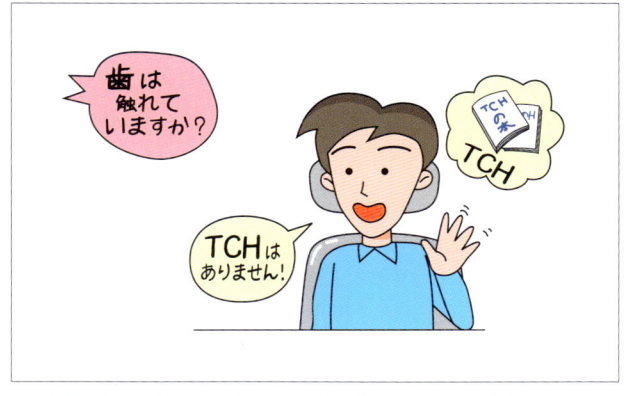

図2-8　患者さんがTCHの知識をもっていたり，TCHリスク診断を何度も行っていたりする場合，考えて答えるのでなく感覚に従って答えるよう誘導する

結果がわかりにくい場合は，患者さんに歯を軽く接触させる状態と離した状態を交互に指示し，どちらがより楽で落ち着くかを，率直な感覚に従って答えてもらう（図2-7）．患者さんがTCHの知識をもっている場合や，TCHリスク診断を何度も行っている場合には，考えて答えることがあるため，感覚に従って答えるよう誘導する（図2-8）．

　歯列離開テスト（＋）の場合，強いTCHをもっている可能性が高いため，TCHリスク3aと診断し，早期にTCHのコントロール指導を開始する．TCHリスク3aの患者さんは，歯列離開テストを行ったその場でTCHを自覚できるため，その後の指導に応じやすい．

チェック3：歯列接触テスト

　TCHに伴い，咀嚼筋の緊張も持続する．TCHのレベルが高まるほど，咀嚼筋が緊張し始めてから疲労を感じるまでの時間が長くなる．つまり，疲労感に鈍くなってしまう．この傾向を利用して，自覚しづらい軽度〜中等度のTCH（TCHリスク2）をスクリーニングするのが，チェック3の「歯列接触（LCTC；Lip Close Tooth Contact）テスト」である．

① チェックの方法

　歯列接触テストは患者さんの上体を起こし，口唇を閉じたまま上下の歯列を接触させ10〜20秒間保持するよう指示する（図2-9）．歯列を接触させている間，つらいと感じるか，咀嚼筋に疲労感を感じるかを尋ねる．

② リスク判定

　歯列を接触させてから10〜20秒間でつらくなる感覚や咀嚼筋の疲労感，歯を離したくなる感覚が生じれば，（－）と判定する．TCHがほぼない，もしくは弱い患者さんは，10秒程度で咀嚼筋の疲労感を感じ始め，さらに歯列を接触させ続けることで不快感を生じる（図2-9）．

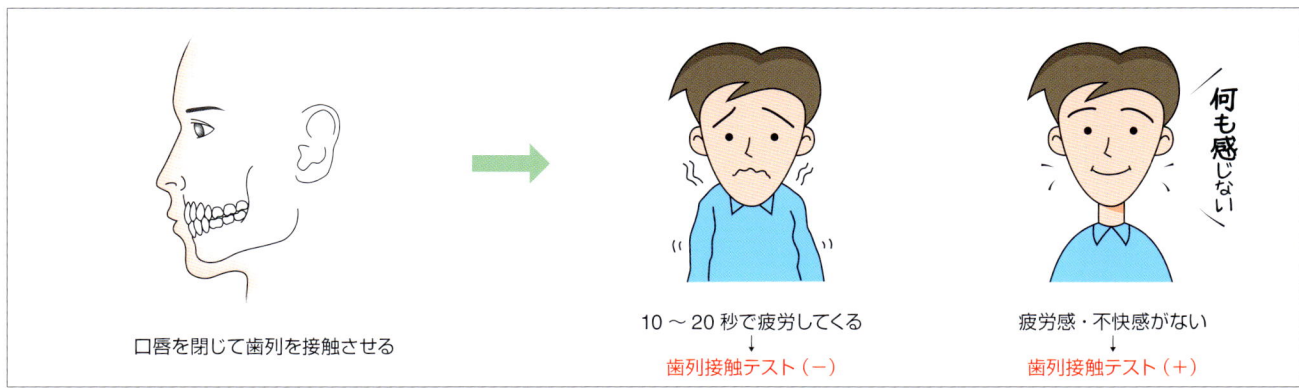

図2-9　チェック3：歯列接触（LCTC）テスト．口唇を閉じたまま上下の歯列を接触させ10〜20秒間保持させる．不快感や疲労感が生じれば（－）と判定．20秒過ぎても疲労感や不快感が生じない場合は（＋）と判定し，TCHリスク2と診断する

歯列を接触させて20秒間経過しても疲労感を感じず，歯列接触の保持がつらくないと答えた場合は（＋）と判定し，TCHリスク2と診断する（図2-9）．TCHが強いほど持続的な咀嚼筋の疲労感が鈍く，不快感も少ない．

10～20秒の時間内ではっきりした答えが得られない場合は，「そのままの状態をあと10分間続けても平気そうですか？」と質問する．「平気」という回答であれば（＋）でTCHリスク2，「無理」という回答であれば（－）でチェック4に進む．歯列接触テストも歯列離開テストと同様に患者の感覚を問うため，質問や誘導の仕方が重要である．

歯列接触テストでスクリーニングされるTCHリスク2には最も多くの人が含まれ，軽度～中等度と状態が幅広い．そのため，咀嚼筋の疲労感が出現し始めるまでの時間を計測しておくと，リスクの程度を判断する参考になる．

チェック4：口腔内所見（TCHリスク2とリスク1の鑑別）

チェック1～3で，現時点での顎関節症の有無とTCHリスクを診査してきた．ここまでのチェックで問題がない場合はTCH（－）となってしまうが，診査時に偶然，そのような結果になることも考えられる．最後のチェック4で，過去の力の負担の形跡を確認し，リスク症例のすり抜けを防止する．

① チェックの方法

口腔内には，力の負担や咀嚼筋の緊張を示す所見が数多く存在する（図2-10）．なかでも，TCHをもつ患者さんに多く認められるのが，以下の3つの所見である．

・歯の圧痕（頰粘膜咬合線，舌圧痕）（図2-11，2-12）
・異常咬耗，摩耗（図2-13）
・骨隆起（口蓋隆起，下顎隆起）（図2-14）

② リスク判定

上記3つの所見がすべて認められない場合は，チェック1～3で現時点でのTCHが認められないことと合わせてTCH（－）と判定し，TCHリスク1と診断する．

---

① **TCHリスク診断に使われる所見**
・歯の圧痕（頰粘膜咬合線，舌圧痕）
・異常咬耗，摩耗
・骨隆起（口蓋隆起，下顎隆起）

② **歯に生じる所見**
・くさび状欠損
・クラック，歯冠・歯根破折
・歯牙移動（側方，圧下など）
・動揺
・歯根肥大

③ **歯周組織に生じる所見**
・歯周病
・歯根膜の拡大

④ **粘膜に生じる所見**
・口内炎

⑤ **補綴物に生じる所見**
・義歯の破折，咬耗
・顎堤吸収
・支台歯の動揺
・補綴物の破折，咬耗，脱離

図2-10　チェック4：口腔内の力の負担や咀嚼筋の緊張を示す所見

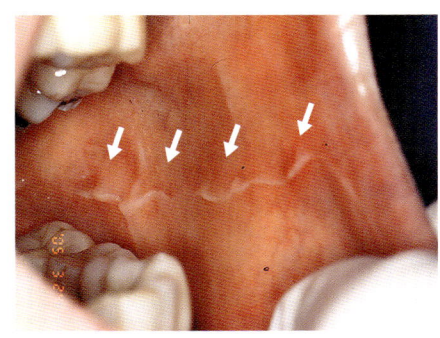
図 2-11 頬粘膜咬合線．TCH により咬筋が絶えず収縮していると，頬粘膜が歯列側に押しやられて生じる

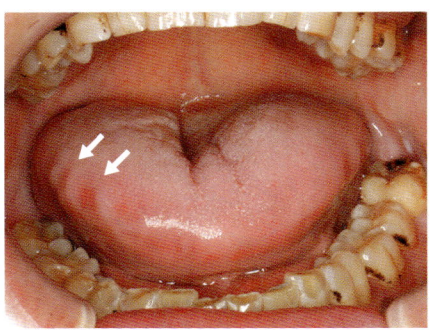
図 2-12 舌圧痕．TCH により舌が歯列に押し付けられて生じる

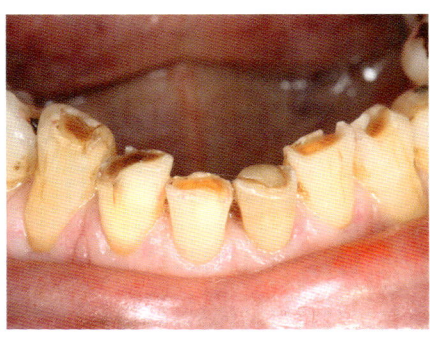
図 2-13 異常咬耗

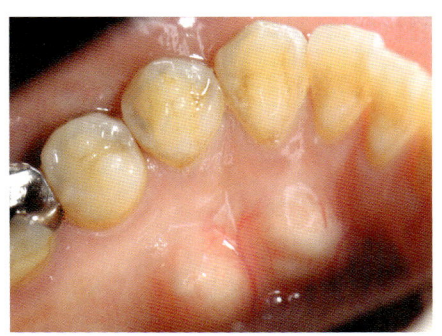
図 2-14 下顎隆起

　3つの所見のうち1つでも顕著に認められる場合は，TCH（＋）と判断し，TCH リスク2と診断する．

　チェック1～3は診査時点の症状や TCH リスクレベルを判定するものであり，チェック4は現在までの生活習慣や習癖行動による口腔内の力の負担や筋緊張の所見を確認するものである．
　TCH の傾向が少しでも確認された患者さんは，TCH リスク2以上と判定し，継続してリスクレベルの変化をみていく．メインテナンス時に認められた歯肉の腫脹や充填物の脱離なども，TCH の長時間化が原因の一つとなっている可能性があるためである．
　TCH は習癖行動であり，その強度は，大きくはライフイベントにより年単位で変化するものの，1日のなかでも長時間のコンピュータ作業やストレスなどによって刻々と変化する．TCH が長時間化する原因となりうる生活習慣があるかどうかについても問診で聞いておき，患者さんに注意を促す．
　また，歯科治療が TCH の長時間化を招くこともあるため，治療途中やメインテナンス時に変化が生じたと思われる場合には，再度リスク診断を行う必要がある．たとえば，初診時の TCH リスクが1の患者さんでも，咬合の高い補綴物装着後にリスクが 3a に高まることもある．

心理状態のスクリーニング

　歯科治療はTCHを長時間化させる寄与因子の一つでもあり，患者さんの感受性や耐性に合わせた対応が必要である．精神的に緊張しやすい状況下では筋肉の緊張が強まることから，TCHリスク診断と同時に精神的健康の評価も行うと有効である．歯科治療をきっかけとする医療トラブルを防ぐためにも，術前に，大まかにでも心理状態や性格傾向などを把握しておくことが望ましい．

　現実的には，開業歯科医院で精神疾患を見極めることは困難である．そこで，当院では初診時に，歯科の問診票とともに以下の記載を患者さんにお願いしている．心理状態や性格傾向のスクリーニングテストは，ここで紹介するもの以外にもさまざまあるので，短時間で患者さんの状態を把握できるものを医院のニーズに応じて用いるとよい．

1) 精神科への受診歴・服用薬

　初診時の問診票に，他科への通院や服薬などの項目を設けている医院も多いと思うが，「歯科治療には関係ない」「精神科への通院を知られるのは恥ずかしい」等の理由で患者

この1週間のご自身の様子で最も近いものを選んで✓をつけてください

	①とてもよくあてはまる	②少しあてはまる	③あまりあてはまらない	④ほとんどあてはまらない
1. 緊張感を感じることが多い				
2. 以前楽しんでいたことを今でも同じくらい楽しめる				
3. 何かひどいことが今にも起こりそうな恐ろしい感じがする				
4. 笑ったり，いろいろなことのおもしろい面を理解したりできる				
5. 悩みごとがよく心に浮かぶ				
6. 毎日を楽しく過ごしている				
7. ゆったりとくつろぐことができない				
8. 考えたり行動したりするスピードが遅くなっているように感じる				
9. 何か恐ろしいような感じがして胸がどきどきすることがある				
10. 自分の身なりに注意を払わなくなっている				
11. 何となく落ちつかず，いつも動き回っていたいような気がする				
12. 将来のことを楽しみにしている				
13. 急に不安におそわれることがある				
14. 良い本やラジオ，テレビ番組などを楽しめる				

1,3,5,7,9,11,13：不安測定項目．①3点，②2点，③1点，④0点
2,4,6,8,10,12,14：抑うつ測定項目．8と10は，①3点，②2点，③1点，④0点．それ以外は，①0点，②1点，③2点，④3点
各選択肢の評点を集計し，0〜7点を健常域，8〜10点を疑診域，11点以上を確診域に分類

図 3-1　不安と抑うつ状態を評価する質問票（HADS[14]をもとに作成）

さんが記載しないことがある．通院や服薬の状況を把握することでトラブルを回避できる可能性が高まるので，記載がない場合にも問診で再度，慎重に尋ねてみるべきである．

2) 心理状態のスクリーニング

当院では，HADS（Hospital Anxiety and Depression Scale）[14]という質問票を用いて，患者さんの不安と抑うつ状態のスクリーニングを行っている（図3-1）．質問の回答を点数化して健常域，疑診域，確診域の3つに分類し，疑診域と確診域に入る場合は特に，患者さんの精神面に注意を払う．

3) 性格傾向のスクリーニング

患者さんの性格傾向を知ることは，インフォームド・コンセントにおいて非常に有効である．当院ではSEPQ（Eysenck Personality Questionnaire Short Form）[15]という質問票から，患者さんの「神経症的性格特性」「外向的性格特性」を把握している（図3-2）．外向性の高い患者さんは治療に対する不安や不満等を率直に伝えてくれるが，神経症の傾向が高い患者さんは自分の意見をなかなか言えないこともあるので，積極的に意見を聞く機会をつくるようにするなど，配慮をしている．

歯科治療後は，健常者でも咬合を確かめたり，治療部位を舌で触ったりしてTCHが長時間化するリスクが強まりやすい．神経質な患者さんとは特に，コミュニケーションをしっかりとり，患者さんの納得のうえで治療を進めていくことが重要である．

ふだんの考え方や行動について，最もあてはまる答え1つに✓をつけてください．最近，体調や気持ちに変化があってふだんと考え方がちがう場合には，変化が現れる前の考え方や行動についてお答えください

	①とてもよくあてはまる	②少しあてはまる	③あまりあてはまらない	④ほとんどあてはまらない
1. はっきりした理由がないのに，気分が良くなったり落ち込んだりする				
2. 行動の計画をあれこれ立てるよりも，実際に行動するほうが好きである				
3. 気分の波が激しいほうである				
4. すばやい決断や行動が求められる仕事をするのが好きである				
5. 気まぐれなほうである				
6. 注意を集中しようとしても，よく気が散るほうである				
7. 自分からどんどん新しい友人を作っていくほうである				
8. 行動が速くて確実なほうであると思う				
9. 他人が話している時でも，他のことについて物思いにふけることがある				
10. 自分は活発なほうであると思う				
11. 自分にはとても元気な時期と，元気のない時期があると思う				
12. 友人や社会とのつきあいができなくなったら，とても不幸だと思う				

①を4点，②を3点，③を2点，④を1点として集計
1,3,5,6,9,11：神経症的性格特性項目．当院では14点以上だと神経質と評価している
2,4,7,8,10,12：外交的性格特性項目．当院では10点以下だと内向的と評価している

図3-2 性格特性を評価する質問票（SEPQ[15]をもとに作成）

Column 1

一般歯科でも見逃すと怖い「かくれ顎関節症」

　患者さんに，歯科治療をしてから「頻繁に咬合調整に通うようになった」「顎が痛くなった」「頭痛や肩こりがひどくなった」と言われたことはないだろうか？
　それはもしかすると，「かくれ顎関節症」を見逃していたからかもしれない．

　「かくれ顎関節症」は，過去の顎関節症の症状が完全には消失しないまま経過している病態に対し，木野先生が名づけたものである．
　患者さん自身は，機能時痛や開口障害が出ないように，食品を小さくして食べたり，あくびの時に大開口をしないなどの行動を自然にとり，日常生活に支障を感じていない．そのため顎関節症の自覚が少なく，TCH リスク診断のチェックをすり抜けやすい．
　そのような患者さんから「詰め物が当たる」「高い」と言われて安易に治療を行うと，慢性化していた顎関節症を急激に悪化させてしまう可能性がある．過去の顎関節症の病歴聴取は慎重に行いたい．

　そもそも，歯科治療後は咬合接触感覚や舌感の変化により，TCH の長時間化や舌癖が生じやすい．この時，咀嚼筋や舌筋の活動を起因として頭頸部の多くの筋の緊張が強まる．

　かくれ顎関節症を含む顎関節症患者は元来 TCH が強く，また筋疲労や下顎頭の運動制限により，下顎位が不安定な状態になっている．そこで歯科治療による TCH の長時間化が起こるとさらに下顎位が不安定になるため，その影響は健常者よりも大きい．

　かくれ顎関節症に気づかず歯科治療をした時に起こりうるリスクとしては，
①咬合違和感の発症
②顎関節症症状の悪化
③頭頸部の筋疲労や緊張型頭痛など，関連症状の発症
④歯科治療の予後不良
があげられる．

　TCH の長時間化による影響は，耐久力が弱い組織に出現する傾向があり，症状も患者さん個々で異なる．また，TCH が出現している間は精神的にも緊張状態が続きやすく，交感神経の緊張持続による諸症状や抑うつ傾向の亢進などが生じ，さらに複雑な予後を辿ることもある．
　見過ごしがちな「かくれ顎関節症」は，予測のつかないリスクをもった，まさに「怖い」疾患といえる．

Column 2

治療費の設定

　TCHのコントロールは，顎関節症やほかのさまざまな口腔内のトラブルの改善に役立つ画期的な方法であるが，TCHの診査やコントロール指導は保険診療の診療報酬を算定できない．

　一般開業医にとっては，そこがTCHコントロールを日常臨床に取り入れるかどうか，悩むところかもしれない．

　東京医科歯科大学の顎関節治療部では，TCHコントロールを外来で始めた当初，混合診療を避けるために，TCHのコントロール指導はボランティア的に無料で行っていた．

　しかしながら，TCHコントロールの成果がデータとして現れ，その評判を知った患者さんが多く来院するようになると，TCHコントロールを無料のまま顎関節症治療の主体として提供していくことが難しくなり，数年前からは完全に保険外診療へと移行した．

　当院では，木野先生が直接治療を担当する「木野顎関節研究所」を院内に設け，完全予約制にてTCHコントロールを主体とした顎関節治療を行っている．

　料金は，①初診・検査料：15,000円，②診断・指導料（再診）：10,000円である（遠方からの来院者の場合は，①と②をまとめて受診することもできる）．

　患者さんには，TCHコントロール指導は効果の高い治療法だが，新しい概念でまだ保険診療の適用になっていないこと，しかし3カ月程度の通院ですみ，歯を削ったりマウスピースを装着したりする必要のないこと，などをよく説明し，理解を得る必要がある．

　効果が高く侵襲の少ない治療法であれば，保険外診療であっても，受けたいと思う患者さんは多いはずである．

　歯科医師としては，治療の結果を出すために，しっかりとTCHを学び，実践することが大切である．

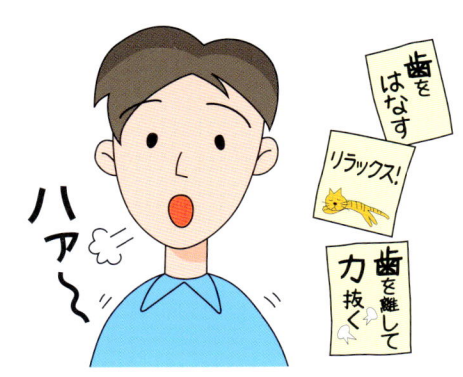

Chapter 3

TCH リスク別対応法

TCH リスク別　一般歯科治療の進め方

　TCH リスク診断で患者さんのリスクレベルを判定したら，それに合わせて患者さんへの指導や治療を進めていく（**表 1-1**）．以下に，リスクレベルごとに詳述する．

TCH リスク 1

　TCH リスク 1 は，TCH を疑う口腔内所見がなく，筋緊張も生じにくい患者群である．しかし，ライフイベントや生活の変化などにより TCH が出現する可能性はあるため，来院時に TCH の説明を行ったり，TCH 関連の出版物を勧めたりして，TCH の為害性を認識してもらうようにする．

TCH リスク 2

　最も多くの人が含まれるのが，TCH リスク 2 である．安静時には歯列を離してリラックスできるが，仕事中や家事，ゲームなど，集中したり緊張した状況において歯列を接触させていることが多い．日常生活のなかで TCH の原因となる状況がどの程度あるかによって，TCH の強度には個人差がある．歯科治療後の口腔内違和感から生じる TCH の長時間化にも個人差があるため，来院時の表情・態度を観察し，訴えにしっかりと耳を傾けることが大切である．

　歯科治療と並行して TCH コントロール指導を行う必要があるが，TCH リスク 2 の患者さんは歯列離開テスト（－）のため，TCH の自覚が少なく，コントロールの必要性を認識させることが難しい．筋緊張により併発する緊張性頭痛や肩こりなど，日常的に困っている症状と絡めて説明すると，TCH コントロールに対するモチベーションを上げやすい（**図 1-1**）．

　デスクワークや家事など TCH の定着しやすい生活習慣を送っている患者さん（**図 1-2**）や，口腔内変化に対する感受性が強い患者さんには，口腔内に違和感を生じないような歯科治療を行う必要がある．

表 1-1　TCH リスク別の対応法

TCH リスク	対　応
1	本やパンフレットを使った患者教育
2	一般歯科治療に際して TCH のコントロールが必要
3a	TCH コントロール後，一般歯科治療を行う
3b	顎関節症，咬合違和感の治療を優先する（専門医への紹介）

TCH リスク 3a

　TCH リスク 3a の患者さんは，強い TCH が疑われ，口腔内の変化に対して敏感であることが多い．TCH の長時間化を容易に引き起こしてしまうため，TCH コントロール指導を優先して行い，TCH がある程度コントロールできた時点で歯科治療を開始する．初診時に応急処置が必要な場合は，最小限にとどめておく．特に，脱落しやすい義歯を使用している場合は，義歯を押さえつける行動で TCH が強化されていることが多いため，リベースしたり，義歯を使用しない時間を確保するなどの工夫が必要である．

　TCH リスク 3a の患者さんは歯列離開テスト（＋）であることから，日常的に歯列が接触している自覚がある．そのことが口腔内の問題につながりやすいことを伝えると，実感があるだけに TCH コントロールに対するモチベーションも高まりやすい．

TCH リスク 3b

　顎関節症や咬合違和感を発症しているため，その症状が消失するまでは治療を行ってはいけない．発症している症状によっては，顎関節症の専門外来に紹介したほうがよい．

　TCH リスク 3a の患者さんと同様に，やむをえず治療を行う場合は，極力可逆的な方法で応急処置にとどめる．通常の歯科治療を開始する目安は，顎関節症や咬合違和感の症状が治まり，TCH リスクが 2 以下になってからである．

　顎関節症治療にはスプリントが保険適用されているが，スプリントを装着すると，スプリントを介して上下の歯が接触しているのと同様の咀嚼筋収縮を起こしやすくなり，かえって TCH が増強されてしまうことがある．日本顎関節学会の初期治療ガイドラインでも，スタビライゼーションスプリントは「使用してもよい」という程度の弱い推奨にとどまっている．

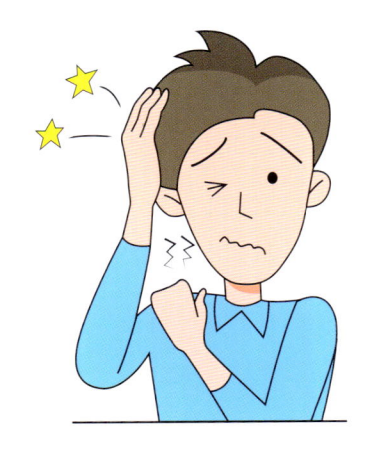

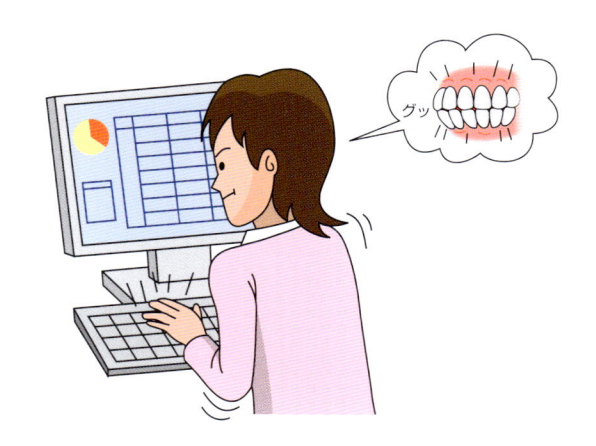

図 1-1，1-2　TCH リスク 2 の患者さんは TCH の自覚が少なく，コントロールの必要性を認識させることが難しい．緊張性頭痛や肩こりなどの症状があれば，それに絡めて説明するとよい．コンピュータ操作など TCH の定着しやすい生活習慣を送っている患者さんには，特に注意が必要である

3ステップで行うTCHコントロール（貼り紙法）

　木野先生がTCHのコントロール指導に用いている「貼り紙法」は，患者さんが無意識に歯を離せるよう習慣づけるため，試行錯誤の末，考案されたもので，現状では最も簡単で有効な方法である．

　ただし，TCHのコントロールは患者さん自身が日常生活のなかで行っていく方法であるため，次回来院時までに自己流になってしまい，効果が出ないことがある．TCHリスク診断の必要性を説明する時と同様に，TCHがどういうものか患者さんが正しくイメージできるよう，2章20頁の4つのポイントを繰り返し強調することが，成功へのコツである．

Step1

　患者に上下歯列の軽い接触と離開を数秒間ずつ繰り返させる．その動作をしながら，接触している時と離開している時とで，咬筋や側頭筋の感覚の変化を感じてもらう．また，咬筋の付着部である下顎角に拇指，こめかみ部分に示指を当てて，歯列接触と離開とを繰り返し，歯列が接触すると筋が活動することを指先で感じてもらう．

　変化が感じ取れたら，強い噛みしめでなく軽い接触でも咀嚼筋が活動すること，それが続けば筋肉が疲労してしまうことを理解できるはずである．この「歯が接触すると咀嚼筋が活動する」という認知が，次のステップにおける具体的な行動変容の動機づけになる．

　この動機づけが明確でないまま「歯が触れる癖を治そう」としても，TCHのコントロールは困難である．

Step2

　家の中や職場など，可能なかぎりの場所に「歯をはなす」「リラックス」「歯を離して力抜く」などと書いた貼り紙をする．

　コンピュータ作業中にTCHを行う人が多いので，特に職場ではコンピュータのモニタ周囲に貼っておくとよい．体の緊張に気づくことが目的なので，貼り紙に書くのは言葉でも絵でも何でもよい．

　貼り紙をしたら，いったんTCHのことは忘れ，貼り紙に気づいた時だけ一気に息を吐き出しながら開口することで歯列を離し，頭部から上半身にかけて脱力する．これを，貼り紙に気づいたときに一度だけ行うことを繰り返す（図2-1）．

Step3

　貼り紙を見ては脱力という動作を繰り返していると，弱い筋緊張や疲労感に対する感度が上がるため，自然にTCHに気づくようになる．この「気づき」が得られれば，貼り紙を見なくても，気づきを得た時点で脱力できるようになる．

　貼り紙と気づきの双方で脱力することを繰り返しているうちに，歯列が接触していることに気づくまでの時間が短くなっていく．最終的には，歯が接触していることが意識にのぼる前に，条件反射として歯列を離開するようになる．

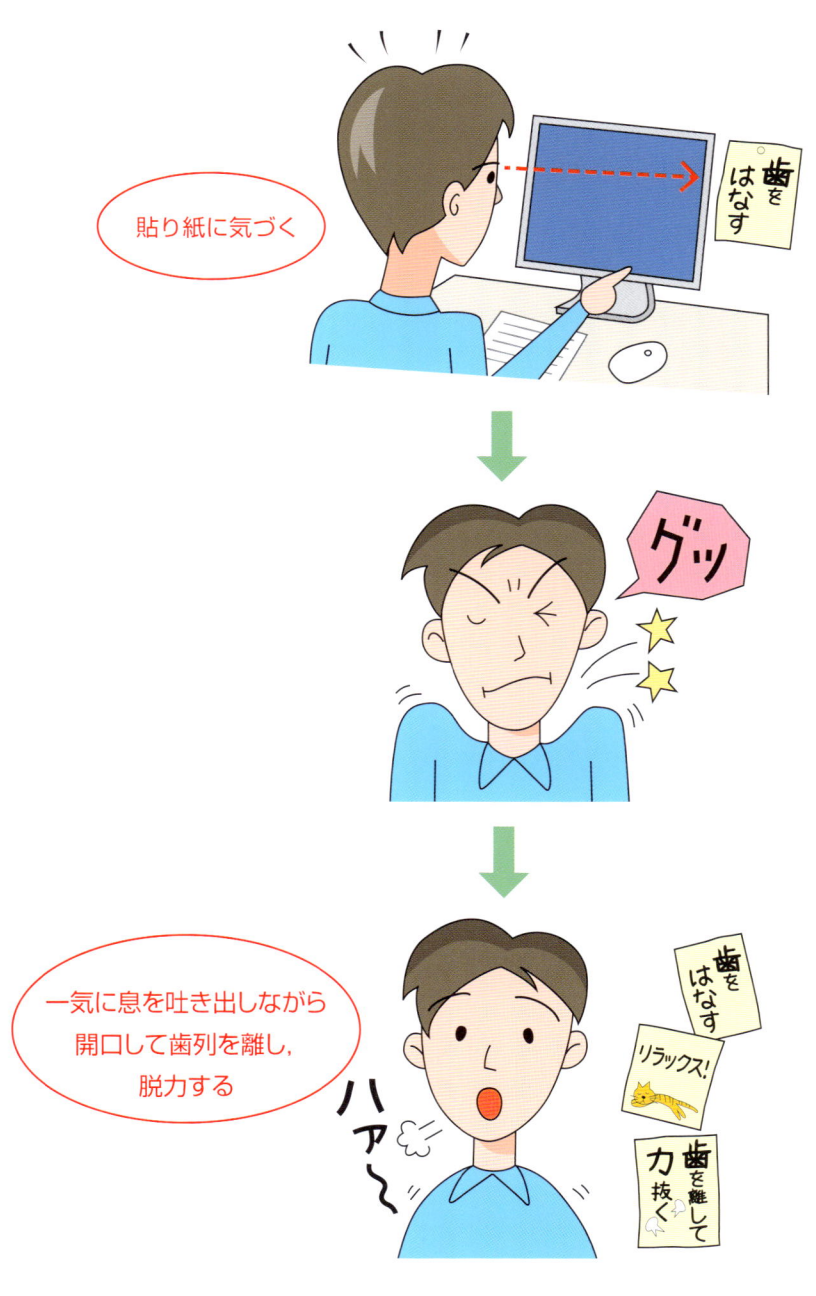

図 2-1　貼り紙法による TCH コントロール

うまくいく指導のコツ

1）意識的なコントロールは逆効果

「歯を当てていてはいけません」
「意識的に歯を離しましょう」

TCHのコントロールにおいて，これらは禁句である．意識的にTCHをやめようとすると，患者さんは逆に口腔内に意識を向けてしまうばかりか，歯を離した状態を維持しようとして開口筋を酷使し，症状を悪化させる場合がある．患者さんのモチベーションが上がった時に間違ったコントロール法で症状の悪化を経験すると，あらためて正しいコントロールを行うのが困難になるため，意識的なコントロールは避けるべきである．

「歯が接触したら反射的に離す」という訓練行動の結果として「歯が離れる」のであり，歯を離そうと意識的にすると，いつまでたっても反射的な行動が身につかない．

2）貼り紙の意味と枚数

TCHのコントロールに用いる貼り紙のリマインダーは，視界に入った時，無意識にTCHへの「気づき」を与えるためのものだが，メモ帳や付箋を使用するからか，TCHを思い出す目的で貼る患者さんがいる．貼り紙をしたら，目についた時以外はTCHのことを忘れているよう指導する（この時，歯は接触していてもかまわない）．

また，貼り紙の枚数は「気づき」の回数と比例するので，自宅や職場の目につく場所に10枚以上貼ることが成功のポイントである．

3）脱力の正しい意味

貼り紙を見た時の脱力の意味を患者さんが間違えて捉えていると，TCHコントロールの方法も自己流になってしまう．

筋が緊張している状態で，肩から上の筋肉（咀嚼筋・表情筋・舌筋・首・肩）の脱力を繰り返すことにより，TCHによる弱い筋の緊張にも敏感になっていく．1秒程度で1回だけ大げさに脱力するよう指導する．これがTCHの「気づき」を発現していく．

TCHのコントロールで最も難しいのは，それまで上下の歯が触れているのが当たり前と思っていた患者さんに，歯を離す必要性を理解させ，実践させることである．問診では「歯を離している」と答えていても，実際にはそれまでの習慣が抜けずに長時間歯を接触させていることもある．長年の習癖を変えるのはそう簡単ではなく，最初は短期間で結果が出ないかもしれないが，粘り強く繰り返し指導を行えばコツをつかめ，TCHコントロールほど患者さんの口腔内の健康に効果的な方法はないと実感できるだろう．

Chapter 4

TCHを長時間化させない咬合治療

TCHをベースにした咬合治療の考え方

1）TCHリスク別の咬合治療

　咬合にかかわる治療を行う際には，咬合の微妙な変化によるTCHの長時間化を起こさないよう考慮しなければならない．

　TCHリスク3bの患者さんは，顎関節症や咬合違和感を発症しているため，咬合調整など咬合にかかわる治療は一切行わず，応急処置だけにとどめておく．必要があれば顎関節症専門医に紹介し，症状が消失した後，TCHコントロール指導により下顎位の安定化を図ってから，咬合にかかわる治療を行っていく．

　また，TCHリスク3a以下の患者さんに対しても，左右の咀嚼筋のバランスが崩れて下顎位が不安定になるような歯科治療は，避けなければならない．TCHリスク1の患者さんには治療前にTCHの為害性を理解してもらい，TCHリスク2とTCHリスク3aの患者さんには，TCHコントロール指導を行ってから歯科治療を開始するほうが安全である．さらに，治療した歯に一時的に違和感をおぼえても，次第に慣れてくるので，対合歯や舌を当てないよう指示しておく必要がある．

2）TCHリスク患者の咬合の基本的な考え方

　MRIなどの画像検査では，ヒトの下顎頭や関節円板の経年的な変形や位置の変化が認められている．そのため筆者（齋藤　博）は，下顎頭が三次元的に動くことを前提に，

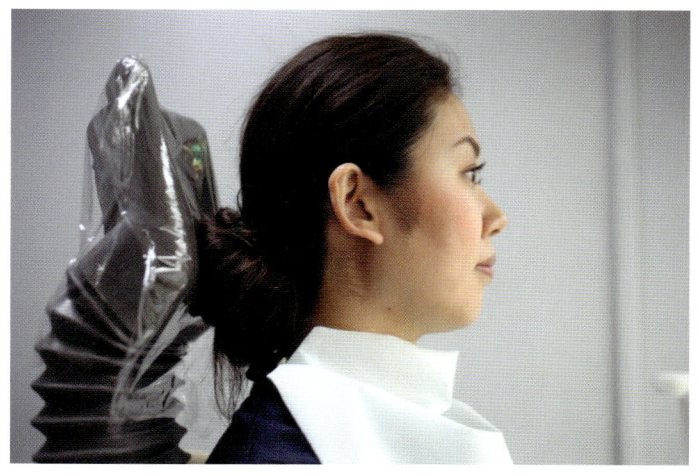

図1-1　咬合治療は，頭を真っ直ぐ立てた状態（自然頭位）の下顎位を基準として行う

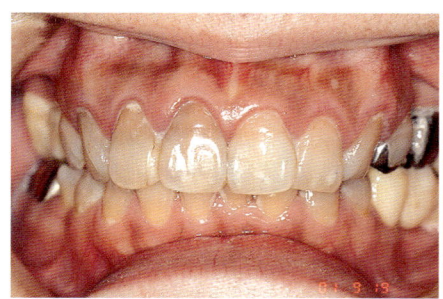

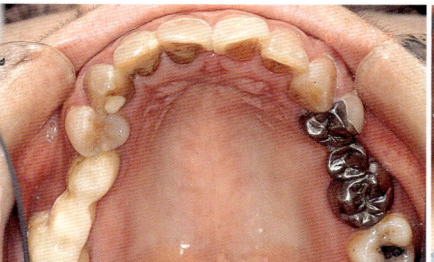

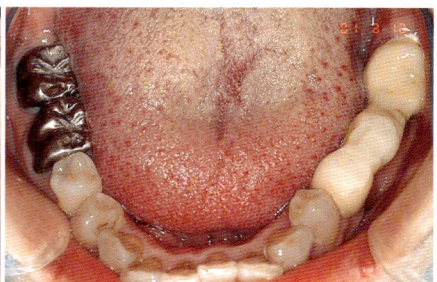

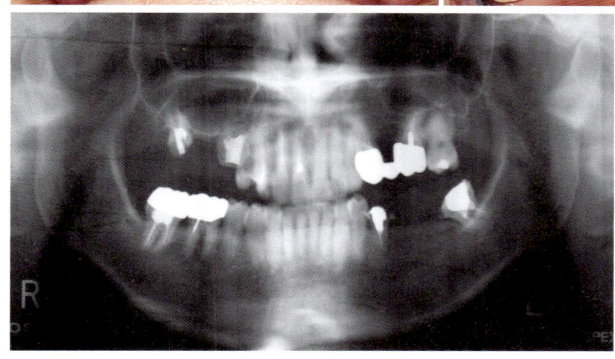

図1-2〜1-5 30歳代，女性．長期に患った顎関節症で咀嚼筋が衰えて下顎を支えきれなくなり，上顎前突にもかかわらず，食事の時に頭を前傾すると歯が当たって噛めなくなっていた

顎関節症を発症させないような咬合治療の方法を木野先生とともに考えてきた．

咬合治療によってTCHを長時間化させたり，下顎位を不安定にさせたりしないようにするには，顎関節症治療やTCHコントロールを行って症状が消失した時の下顎位を変えないように，その後の一般歯科治療を進めていくことが重要である．

患者さんの上体を起こし，頭を真っ直ぐ立てた状態（自然頭位）の下顎位を基準とする（図1-1）．チェアから立たせて下顎位を確かめるのも有効である．患者さんを寝かせたり，ヘッドレストに頭をもたれかからせたりした状態では，下顎位がずれてしまうことがあるので，注意が必要である．

筆者は，わずかな頭位の変化により下顎位が大きくずれてしまう顎関節症の症例を経験したことがある（図1-2〜1-5）．

患者さんは30歳代の女性で，以前に受けた歯科治療後に顎関節症を発症し，4〜5年で歩行困難になるほど重症化していた．木野先生のTCHコントロール指導で顎関節症の症状は改善したが，筆者が補綴治療を行う際，患者さんから思いがけないことを言われた．上顎前突にもかかわらず，「ラーメンを食べようとすると，前歯が当たって噛めない」というのだ．

チェアに座らせ，ラーメンを食べる時のように頭を前傾してもらうと，下顎が前方へ移動してしまうことが確認できた．原因は，長期にわたり顎関節症で噛めない状態が続き，咀嚼筋の筋力が衰え下顎を支えきれないためだった．

患者さんに，頭を前傾すると噛む位置が変わってしまうことを伝え，頭を真っ直ぐ起こした状態で自然に噛むことができるよう調整したテンポラリークラウンを臼歯部に装着し，食べる訓練をしてもらった．最初はやわらかい物しか食べられなかったが，筋力

Chapter 4 TCHを長時間化させない咬合治療

41

- 補綴物の咬合高径の変化
- 既存の歯と異なる形態
- 補綴物の材質（硬さなどの違い）
- 義歯のクラスプやバーなど，初めて装着する装置

図 1-6　補綴治療により生じる違和感の原因

が回復するに従って下顎のずれも少なくなり，次第に固い物も食べられるようになった．現在，下顎位は安定しており，咀嚼に不自由はない．

3）TCH の長時間化につながる違和感を最小限に

　TCH リスクの高い患者さんに補綴治療を行う際には，新たな補綴物によって引き起こされる違和感をできるだけ小さくする必要がある．補綴治療により生じる違和感の原因を図 1-6 にあげる．

　これらのなかで補綴物の咬合高径と形態の変化が，患者さんの違和感につながる問題として多いというのが，木野先生と筆者の共通認識である．違和感を生じないよう，既存の歯とほぼ同じ形態の補綴物を作製する方法を，次項で紹介する．

　補綴物の材質については，天然歯よりも軟らかい即時重合レジンで製作したテンポラリークラウンで違和感を訴える患者さんは少ないが，テンポラリークラウンから最終補綴物に替えた時には，一時的に硬さの変化による違和感が生じやすいので，対合歯や舌を接触させないよう患者さんに説明しておく．また，ジルコニアのような高硬度の材料の補綴物同士を対合させると，咬合によって摩耗しないので顎関節に余分な力がかかるおそれがある．そのため当院では，多少審美性が犠牲になっても，TCH リスクの高い患者さんには天然歯に近い硬度の材料を使用している．

　初めて装着する義歯の維持装置や義歯床などの違和感は，咬合を回復するためには患者さんに慣れていただくしかない．当院では，治療開始初期の段階で即時重合レジンとワイヤークラスプだけの治療用義歯を作製し，装着感に慣れていただくようにしている．患者さんが義歯を使用するうえで問題を訴えた時は，治療用義歯をリアルタイムで形態修正して，最終義歯の形態を決める指針としている．

　また，インプラント治療を行った患者さんは，自分の歯と同じように噛めるようになった嬉しさから，どうしてもインプラント埋入部の上下歯列を接触させる頻度が高くなる．インプラントには歯根膜感覚がないために，天然歯同士の接触以上に，対合歯や歯周組織，顎関節に影響を及ぼす可能性がある．治療が終了する前から，食事の時以外には絶対に歯列を接触させないよう指示しておく必要がある．

違和感の少ない補綴方法

　補綴物を作製する際，接触点の再現やマージンの適合は，必ず守らなければいけないが，補綴物の咬合面から最大豊隆部にいたる形態については，明快な答えはないように思う．たとえば，咬合面が摩耗した状態で問題なく機能している口腔内に，摩耗のない本来の歯冠形態の補綴物を装着してよいものだろうかと疑問になる．

　筆者は，木野先生と連携して多くの顎関節症治療後の患者に補綴治療を行ってきたが，これらの患者に対し，TCHリスクを高めず，顎関節症を再発させないようにするためには，できるだけ口腔内に変化を与えないような治療が必要と思い至った．

　顎関節症の既往のある患者さんは，感覚神経が過敏化しており，ちょっとした口腔内の変化にも敏感に反応してしまう．したがって，既存歯の形態を踏襲できるケースでは，形態を複製することによって，できるだけ歯科治療による違和感を与えないようにする．以下に，その方法を説明する．

1）既存歯を複製できる場合のクラウン作製

　下顎左側第一大臼歯のクラウン作製を例に，模型上で手順を説明する（図2-1）．
① 患歯を削合する前に，患歯の両隣在歯を含むテンポラリークラウン用のスナップ印象を採得する．
② 患歯の支台歯形成を行い，印象を採得する．
③ テンポラリークラウン用のスナップ印象が口腔内に戻ることを確認してから，即時重合レジンを筆積みする．レジンが硬化する前に素早く口腔内に戻し，既存歯の形態を複製したテンポラリークラウンを作製する．
④ レジンが硬化するまでしっかり噛ませる．これによりクラウン作製後の咬合の調整は最小限ですむ．
⑤ 支台歯形成後の印象に石膏を流して，分割模型を作製する．
⑥ テンポラリークラウン用の印象に石膏を流して模型を作る．これを使用して，咬合面から最大豊隆部までを覆うシリコーン模型を作製する．
⑦ 支台歯の模型にワックスアップを行い，咬合面から最大豊隆部まではシリコーン模型を圧接して成形する．
⑧ 接触点，マージン，辺縁隆線を整え，ワックスアップを完了する．
⑨ 通法に従って，埋没，鋳造する．
⑩ 口腔内で出来上がった補綴物の最終調整を行う．この時，チェアを起こし自然頭位にすることが重要である．既存歯の形態を複製しているので，調整は簡単に終わる．

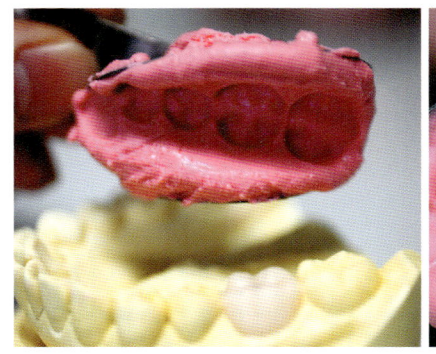

① テンポラリークラウン用のスナップ印象

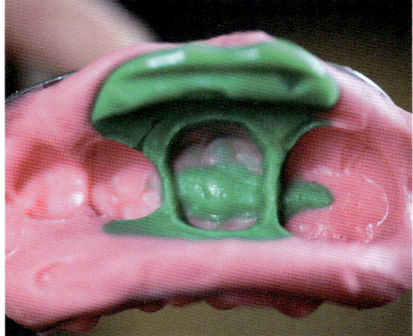

② 支台歯形成後，印象採得

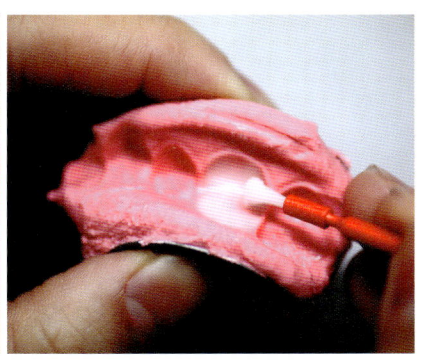

③ スナップ印象に即時重合レジンを筆積みする

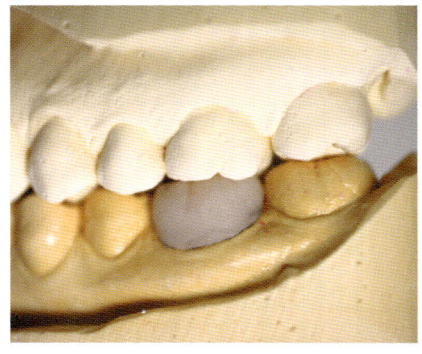

④ レジンが硬化するまでしっかり噛ませる

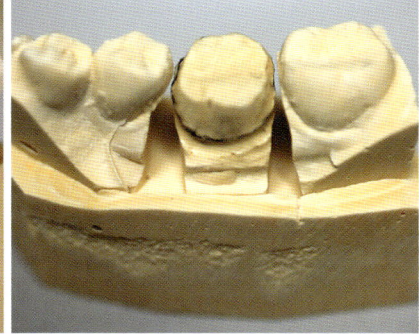

⑤ 分割模型の作製

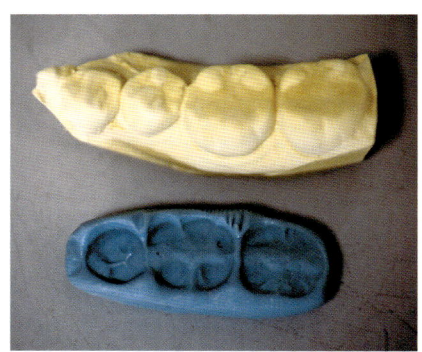

⑥ 咬合面のシリコーン模型を作製

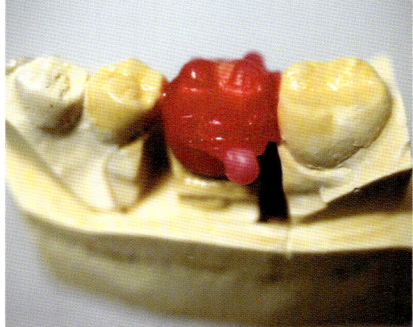

⑦ ワックスアップ後，シリコーン模型を咬合面に圧接

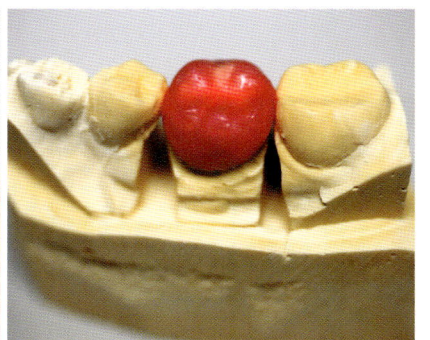

⑧ 接触点やマージンを整える

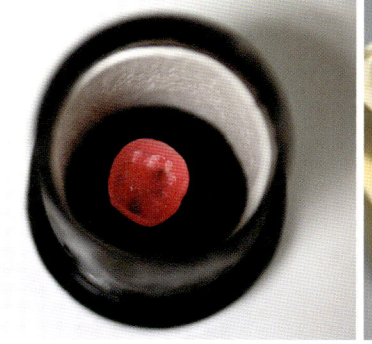

⑨ 埋没，鋳造

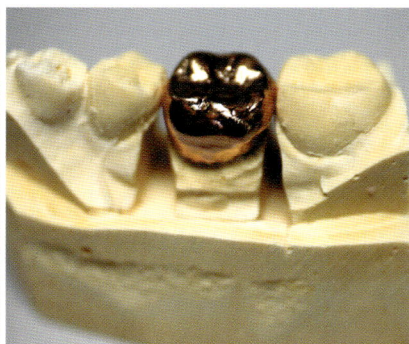

⑩ 完成した鋳造冠

図 2-1 既存歯を複製できる場合のクラウン作製（下顎左側第一大臼歯）

2）既存歯を複製できない場合のクラウン作製

　歯冠が崩壊していて形態の複製が不可能な場合，崩壊の程度が小さければ充填用のコンポジットレジンやグラスアイオノマーセメントで歯冠形態を再現し，大きければ即時重合レジンでテンポラリークラウンを作製する．いずれの場合も，一定期間は違和感がないかチェックする．違和感が生じても，レジンのテンポラリークラウンであれば簡単に形態修正できるので，問題をすぐに解決できる．違和感の発生や咬合の問題がないことを確認したら，テンポラリークラウンの形態を忠実に再現した補綴物を作製する．

3）咬合高径の変更

　補綴治療時に咬合高径を変更したい場合，TCHがコントロールできると，非機能時に上下の歯列を接触させなくなるため顎関節や咀嚼筋の状態も安定し，問題が起こりにくい．TCHをコントロールしながら咬合高径を変更した症例を紹介する（**Case 1, 2**）．

Case 1：咬合高径を挙上した症例

患者：30歳代，女性（4頁，Aさん）
初診：1999年10月
主訴：歯の隙間が気になる
現症：過蓋咬合，⌋1 の動揺，補綴物脱離，咬耗，頭痛
治療経過：深い歯周ポケットと排膿が認められたため，ブラッシング指導とSRPを行って3年ほど経過を診ていたが，臼歯部のインレーが頻繁に脱離し，⌋1 の動揺，腫脹，排膿も改善しなかったため，TCHが過蓋咬合を悪化させていると考えTCHコントロール指導を開始した．顎関節の診査結果には問題がなく，TCHリスクは3aであった．

　咬み込むたびに⌋1 が唇側へ押し出されてしまうため，過蓋咬合を改善する目的で咬合高径を挙上することとした．下顎両側臼歯部にレジンキャップを接着して，自然頭位で左右の臼歯部が均等に噛める位置まで約5mm挙上し，2カ月ほど経過をみた．

　この時，TCHコントロール指導を行うと同時に，「咬み合わせの位置が変わったのが気になっても，食事の時以外は上下の歯を触れさせないように」と注意しておく．TCHのコントロールができていれば，咬合高径の変化も数日で気にならなくなる．咬合高径を挙上すると，一時的に前方ガイドがなくなるが，レジンキャップの咬合面を平坦にして前方・側方運動をしやすくしておくと，過蓋咬合のために後退していた下顎が前方に移動し，新たな前方ガイドを獲得できることが多い．

　挙上した咬合高径で問題のないことを確認後，その下顎位で補綴処置を行った．患者さんは，術前よりも口の中が広くなり，食事がしやすくなったと言っている．その後も3カ月ごとのメインテナンスとTCHコントロールを継続し，補綴後9年が経過している．初診時に深い歯周ポケットのあった部位は，現在も体調により腫脹することがあるが，そのような時は患者さんにもTCHが長時間化している自覚があり，生活を見直すきっかけになるようだ．

Case 1：咬合高径を挙上した症例

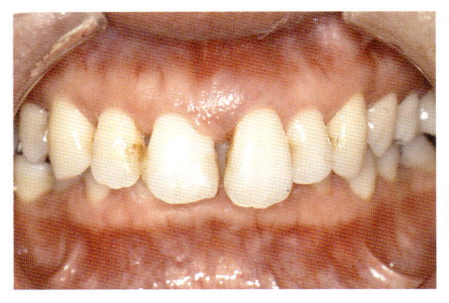

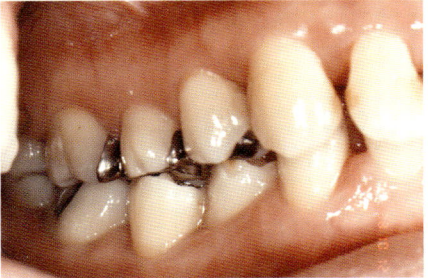

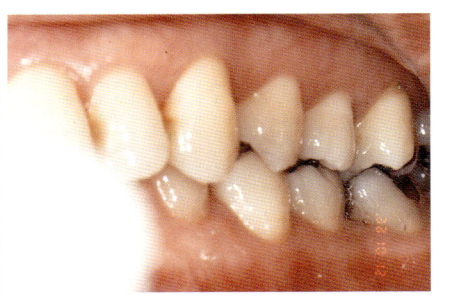

1-1～1-3 30歳代，女性．1999年10月．初診時．過蓋咬合で下顎前歯が見えない．|1 は咬合のたびに押し出されていた

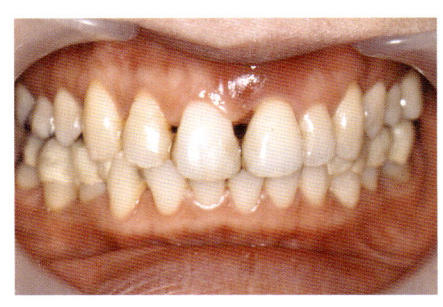

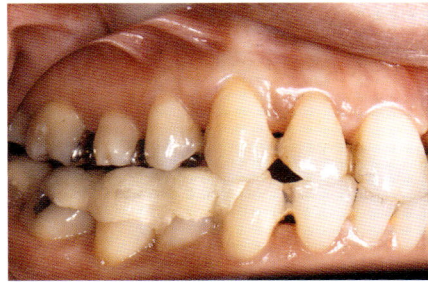

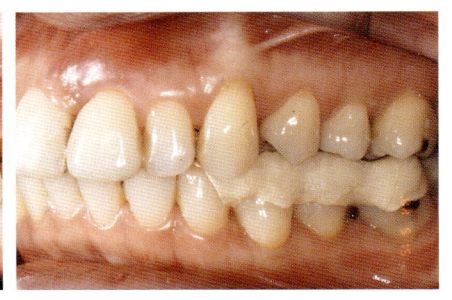

1-4～1-6 2004年2月．臼歯部にレジンキャップを接着して咬合挙上

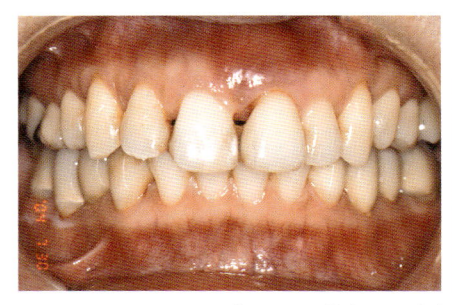

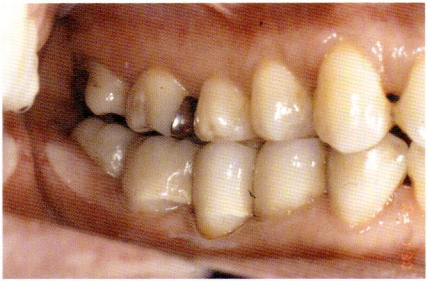

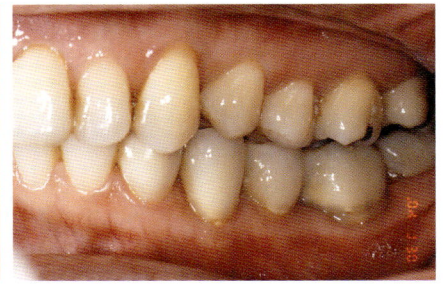

1-7～1-9 2004年7月．挙上した咬合高径で問題のないことを確認後，臼歯部補綴

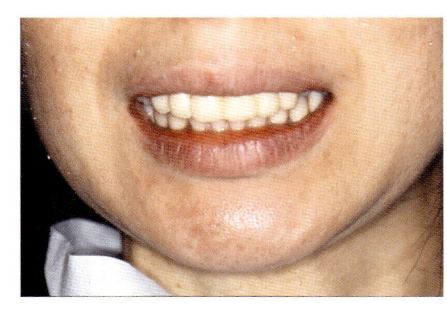

1-10 2005年4月．咬合挙上から1年後の口元

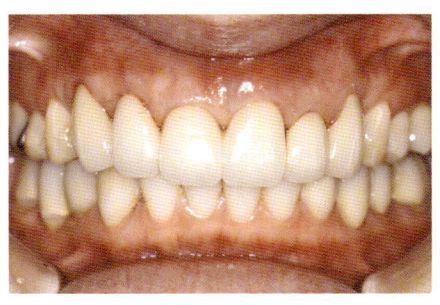

1-11 2005年7月．上顎前歯部に連結補綴

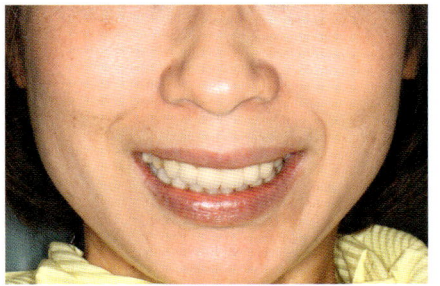

1-12 2014年8月．補綴後9年．約5mm咬合挙上したが，TCHコントロールを継続しているため，顎関節や咬合に問題は出ていない

Case 2：咬合高径を下げた症例

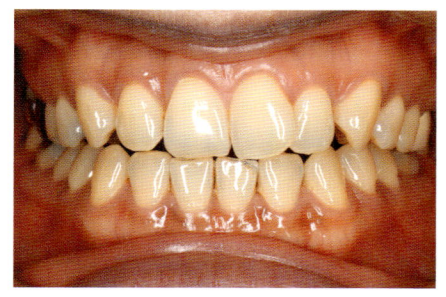

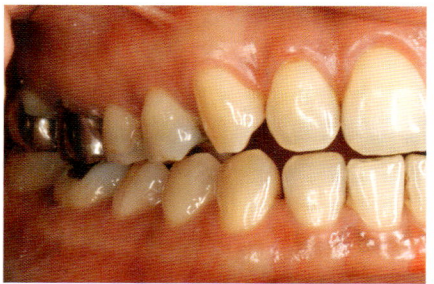

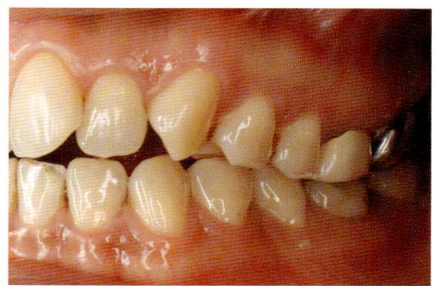

2-1〜2-3 40歳代，女性．2014年5月．下顎位が安定した状態では左側大臼歯部しか咬合していなかった

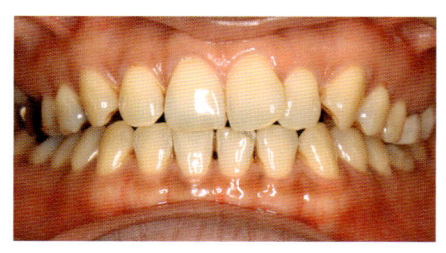

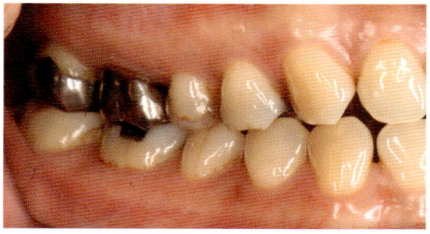

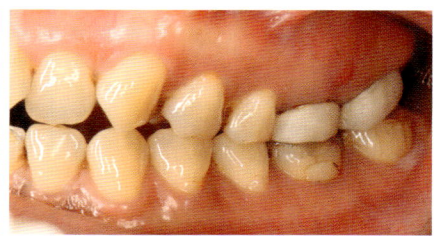

2-4〜2-6 2014年7月．患者さんは「歯科治療を受ける前は前歯も咬合していた」と話していたことから，6 7 をテンポラリークラウンに替えて咬合調整し，その他の部位はすでに補綴処置されていた歯のみを咬合調整して前歯が咬合する状態にした

Case 2：咬合高径を下げた症例

患者：40歳代，女性（5頁，Bさん）

初診：2014年5月

主訴：歯科治療後の咬合違和感

現症：咬合不全，咬合違和感，抑うつ状態

治療経過：他院にて 6 7 のメタルインレーをレジンインレーに替えた後から咬合違和感が生じ，めまいや不安感，夜に左頬がこわばる症状に悩まされ，抑うつ状態になってしまった．転院した歯科医院では，咬合を安定させる目的で咬合挙上処置やマウスピース治療を受けたが，完治には至らなかった．

図書館の本で木野顎関節研究所を知り，来院．下顎位が不安定でTCHリスク3bと診断され，木野先生のTCHコントロール指導を受けた．3回の指導の後，咀嚼筋の緊張がほぐれて本来の下顎位で咬合できるようになり，咬合違和感は消失した．ところが，下顎位が安定した状態では左側大臼歯部しか咬合しておらず，食事の不便を訴えた．

患者さんは問診で，レジンインレーに替える前は前歯部も咬合していたと話していたため，TCHコントロール指導を継続しながら，咬合高径を下げて以前の咬合状態に戻す治療を行うこととした．

1回目の咬合調整では，自然頭位で臼歯部が左右均等に当たるまで補綴物を削合し，食事の時以外は歯を当てないように指導した．1回目の処置後，それまで食べられなかったものが食べられるようになったとのことであった．2回目は前歯が当たるところまで補綴物を削合し，2回の咬合調整で以前のように何でも食べられるようになった．

TCHのコントロールにより，咬合違和感の改善，咬合高径を下げるという非可逆的な治療をスムーズに行うことができたと確信している．

Column 3

哺乳類の進化の過程からみたヒトの下顎運動

　木野先生が TCH を提唱された背景には，大学で行ってきた顎関節の比較解剖学の研究がある．木野先生の資料を基に，哺乳類の顎関節における進化の過程を紹介する．

(1) 齧歯類の顎関節（図 A）

　リスやネズミ，カピバラなどの齧歯類は，固い植物の実や種，草などを主食とし，木の皮などもかじりとるため，長い門歯を有している．下顎は，かじりとる，すりつぶすといった前後運動に適した，下顎頭の前後径が長い形態をしている．

(2) 草食動物の顎関節（図 B）

　ヤギやウマをはじめとした草や木の葉などの植物を主食としている動物は，門歯で刈り取った食物をすりつぶすために臼歯が大きく発達している．食物を咀嚼する際には，前後・左右に下顎運動を行う．

(3) 肉食動物の顎関節（図 C）

　ライオンやオオカミなどの肉食動物は，大きく尖った犬歯をもっている．下顎は，捕らえた獲物を逃がさないようしっかり把持するため，

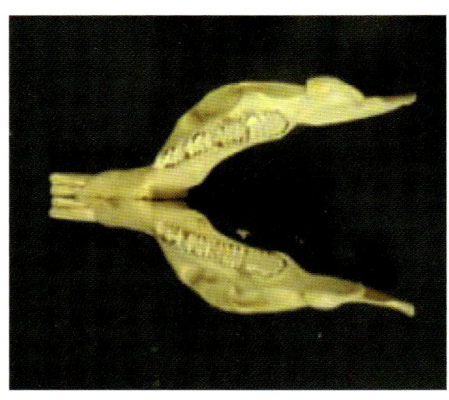

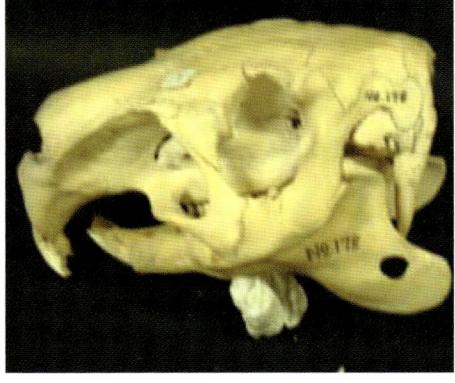

図 A　齧歯類（カピバラ）の顎関節．下顎頭の前後径が長く，前後運動しやすい

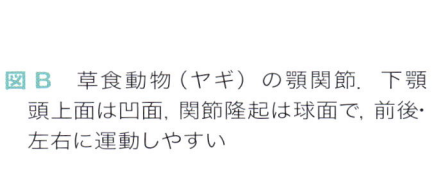

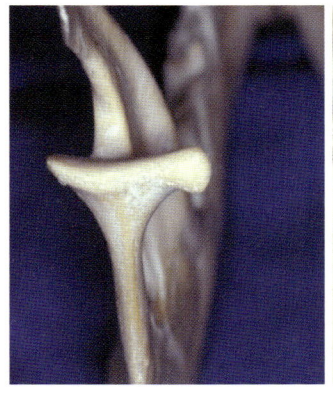

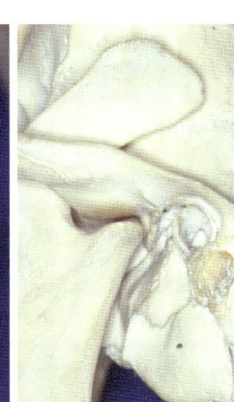

図 B　草食動物（ヤギ）の顎関節．下顎頭上面は凹面，関節隆起は球面で，前後・左右に運動しやすい

また肉を切り裂くため，蝶番運動を行う．蝶番運動しかできない構造のため，あくびをする時は頭を上に向けないと下顎の一部が頸部組織に当たってしまう．

（4）ヒトの顎関節（図 D）

霊長類も肉食動物と同じ蝶番運動を行う．霊長類から進化した人類の祖先が二足歩行するようになり，下顎が蝶番運動に加え前方滑走することで，頭を上に向けなくても開口できる機能を獲得した．人類の祖先がこうした機能を獲得したのは300～400万年前と推定され，齧歯類や草食動物の顎関節構造が約2,400万年前には食性に合わせ完成していたことに比べると，はるかに歴史が短い．

また，ヒトの顎関節は関節隆起が大きく下方に突出した構造をしており，下顎頭の前後径が齧歯類や草食動物に比べて短いため，前方滑走には向かない．木野先生はこれらの理由から，ヒトの顎関節は前方滑走運動に十分に適応できておらず，さらに関節円板が後方から十分な強度で支えられていないため前方転位しやすい構造になっていると指摘している．

ヒトでは30～40%に顎関節の関節音を認め，その原因の多くは関節円板転位である．また，顎関節に異常を訴えない集団においても関節円板転位が20%程度認められることも，上記の木野先生の指摘を裏づけていると考えられる．

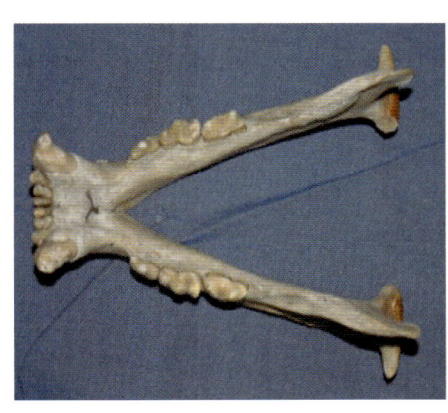

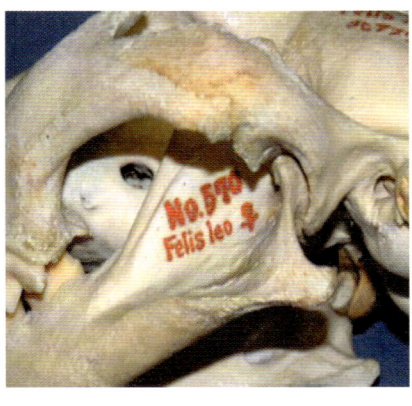

図 C　肉食動物（ライオン）の顎関節．下顎頭は内外方向に長軸をもった円筒形ないしは紡錘形．関節隆起が2つあり，下顎頭を前後で挟んで蝶番運動を行う．前方滑走はできない

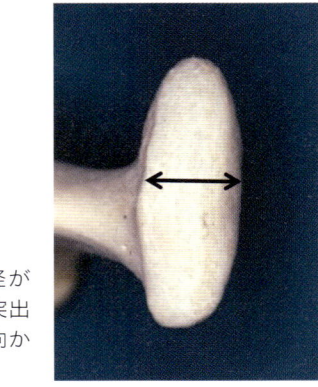

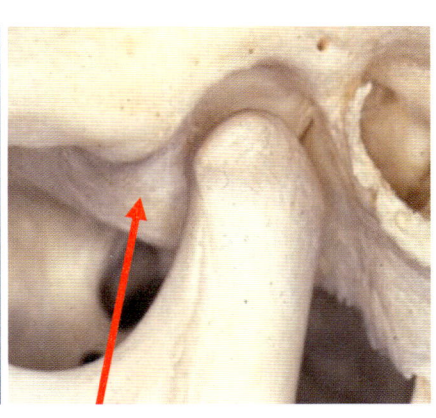

図 D　ヒトの顎関節．下顎頭の前後径が短く（左），関節隆起が大きく下方に突出している（右）ため，前方滑走には向かない形態といえる

写真提供：木野孔司先生

Chapter 5

メインテナンス時の TCH コントロール

歯科衛生士が行うメインテナンス時の
TCHリスク診査

当院では，1982年から「ペリオ・クリーニング」という，患者さんが自分の歯を生涯使い続けることを目標とした3カ月ごとのメインテナンスシステムを行ってきた[8]．ペリオ・クリーニングは，当院で歯周治療・補綴治療を終了した患者さんを対象に歯周病の再発を防ぐことを目的に行っており，年間約130人が受け，20年以上続けている患者さんも多い．

ペリオ・クリーニングにおいて実施していることは，問診，視診，歯周ポケットのチェック，TCHリスクの診査，TBI，歯肉縁上・縁下のプラーク除去，歯面研磨，歯周ポケット内のイリゲーションと，歯科医師による視診である．さらに，必要に応じて口腔内写真やパノラマX線写真の撮影を行う．

予約は1時間だが，時間配分は歯科衛生士に一任されている．そのため，患者さんの口腔内の状況によって，その日，主に何に時間を割くかを自由に設定できる．

これまでのペリオ・クリーニングはプラークコントロールを中心としたシステムであったが，TCHが歯周病をはじめとしたさまざまな口腔内のトラブルにかかわっていることがわかってきたため，現在では木野先生の指導の下にTCHの診査とコントロールも取り入れている．

- 筋肉の触診
- 開口量の測定
- 開口時痛
- クリック音，クレピタス音
- 機能時痛
- 運動制限
- 歯列離開検査
- 歯列接触検査
- 舌圧痕，頰粘膜咬合線

図1-1 当院のペリオ・クリーニング（メインテナンス）時におけるTCHリスク診査

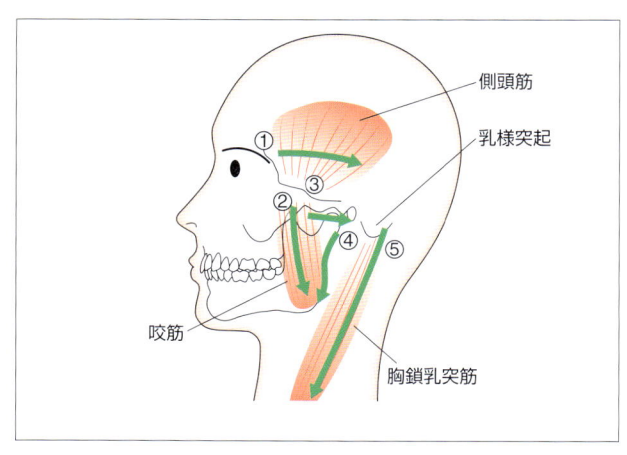

図1-2 咀嚼筋の触診
① 側頭筋を眼窩縁から後方に円を描くように押していく
② 咬筋を頰骨から下顎角に向けて押していく
③ 頰骨弓下縁に沿って後ろに下顎頭まで押す
④ さらに下顎後縁まで押していく
⑤ 乳様突起先端から，胸鎖乳突筋をつかむように胸骨付近まで押していく

TCHは生活の変化などで急に長時間化することがあるため，顎関節や口腔内の硬・軟組織にトラブルが生じる前にTCHの長時間化を察知して指導することが必要である．その点では，3カ月ごとという短いスパンで定期的に対応できることは有効である．
　このように，予防やメインテナンスにかかわる歯科衛生士がTCHの診査と指導も担当することが望ましいと考えている．

1）メインテナンス時のTCHリスク診査

　ペリオ・クリーニング（メインテナンス）時のTCHリスク診査は，基本的には初診時の診査（2章22頁参照）と同じである（図1-1, 1-2）．熟練してくると，これらの診査を数分で行えるようになる．結果はTCH診査票に記入し，カルテに貼付する．
　開口量測定には，感染対策を考慮して，紙で自作した使い捨てのメジャーを用いている（図1-3～1-5）．測定値の部分でメジャーを折っておけば，その場で筆記用具に持ち替えて記録する必要がなく，ペリオ・クリーニング終了後にメジャーを見てTCH診査票に測定値を記録すればよい．
　ペリオ・クリーニングは治療終了後のプログラムであるため，患者の顎関節症や咬合違和感の既往，過去の診査におけるTCHリスク，TCHコントロール指導への反応などの記録を確認したうえで，再度，診査や指導を行っていく．患者さんが，咬合違和感，開口障害，機能時痛などを訴える時は，TCHの長時間化による顎関節症を疑い，担当歯科医に報告する．

2）TCHリスク診断に役立つ会話術

　診査のなかで，歯科衛生士ならではの項目が，患者さんとの会話からのTCHリスク把握である．
　TCHは日常の生活習慣に影響されるため，問診というよりは，おしゃべりに近い会話のほうが，TCHリスクの診断には有効である．「最近いかがですか？」「変わったことや，お困りのことはありませんか？」などと，あえて漠然とした問いかけで，生活環

図1-3～1-5　感染対策を考慮し，紙で自作している使い捨て開口量測定メジャー．1mmごとに目盛りをつけ5mmごとに色分けしてある．測定値の部分でメジャーを折っておき，ペリオ・クリーニング終了後に診査票に記録する

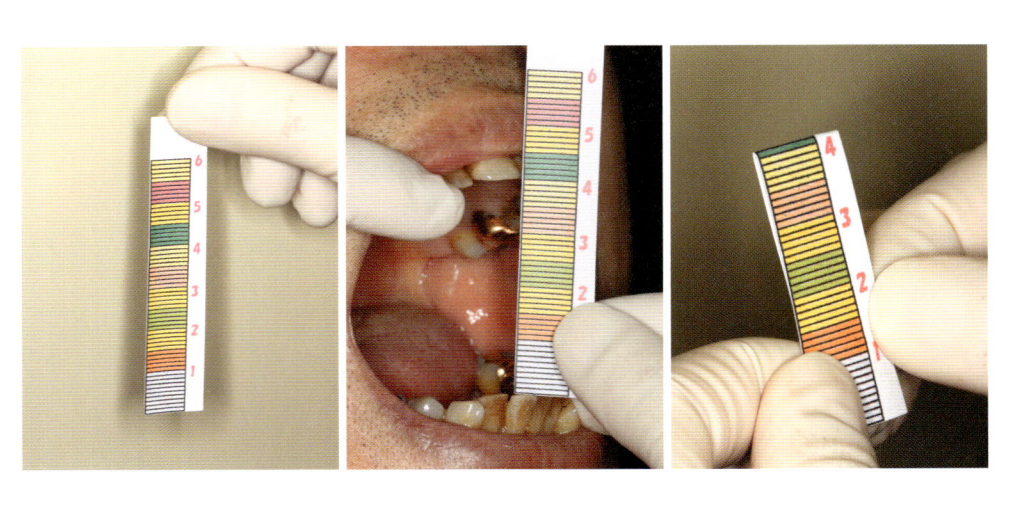

境の変化，体調の変化，口腔内の変化などを把握するとよい．

患者さんが「頭痛や肩こりが気になる」と答えるようであれば，痛みの部位をさらに詳しく聞く．TCHが長時間化して咀嚼筋が疲労し，頭頸部にまで疲労や痛みが広がっている可能性がある．歯科治療が問題なく終了しているのに，しみる，噛むと痛いなどの訴えがある場合も，TCHの長時間化を疑うべきである．舌や頰粘膜を咬むようになったという訴えも，TCHの長時間化が考えられる．

日常生活に変化があった場合には，ストレスによるTCH長時間化が考えられるので，患者さんのプライバシーに配慮しながら状況を把握する．ストレスとなる生活の変化は，悲しいことや辛いことばかりではない．昇進や家族の出産などのおめでたい出来事や，ホームパーティを開くといった楽しいイベントでさえTCH長時間化の原因となりうる．TCHが長時間化する原因を**表1-1**にあげる．

診査票には，上記のような会話のなかからTCHが疑われる，またはTCHを生じる生活が垣間見られた場合は（＋），TCHの存在やTCHを生じる生活習慣が認められなければ（－），会話だけではTCHについて判断できない場合は（±）と記入する．

3) メインテナンス時に気づくTCHの長時間化

ペリオ・クリーニング（メインテナンス）でプラーク除去や歯面研磨を行っている最中にも，TCHの長時間化に気づくことがある．以下のような所見が確認されたら，TCHリスク診断の参考にする．

① 歯周病の悪化
3カ月ごとのペリオ・クリーニングで歯周病を管理しているにもかかわらず，症状の悪化が見られる場合は，TCHの増加もその一因である場合が多い．

② 歯の動揺
歯周ポケットの浅い歯であっても，前回の診査時と比べ動揺が増しているようであれば，TCHの長時間化を疑う．

③ 下顎の不安定
ペリオ・クリーニング時に，開口が維持できずにすぐ口を閉じようとする，徐々に開口量が減ってくる，下顎がガクガク震える，などが見られたらTCHの長時間化による咀嚼筋疲労の可能性がある．

表1-1　会話から気づく，TCH長時間化の原因

環境の変化	引越，入学，入社，退職，昇進，社内の配置転換，出向など
生活の変化	細かい作業を伴う趣味，パソコンの使用，スポーツ，楽器演奏，入試・資格試験，旅行，人間関係（家族の増減，同居，介護，知人とのトラブル，仕事上のトラブル）など
体調の変化	病気全般，足腰の痛み，けが，精神的な不調（悩み，うつ）など
気候の変化	冬（寒さ），夏（冷房の効きすぎ）など

TCH リスク別メインテナンス

TCH リスク 1

　TCH リスクが低いため，通常どおりペリオ・クリーニングを行う．並行して，TCH に関する基礎知識を説明しておく．

　会話で頭痛，肩こり，生活の変化などを訴える場合は，今後 TCH が長時間化していく可能性があり，そこから起こるトラブルを防ぐためにも注意を促す．具体的には，「頭痛は TCH が原因の場合もありますよ」「忙しいと TCH が増える場合がありますから，気をつけてください」などとアドバイスしている．

TCH リスク 2

　ペリオ・クリーニングは通常どおり行っても問題ない．歯列接触テスト（＋）である場合と，歯列接触テスト（−）であるが口腔内所見からリスク 2 と判断する場合がある．いずれにしても口腔内に TCH によるトラブルが生じていない場合も多く，TCH の自覚が乏しい患者さんもいる．

　このような場合，日常生活の状況を聞いていくと，TCH を行っている確証を得られることも多い．包丁で野菜をきざんでいる時，パソコンで入力をしている時などの具体的事例をあげ，そのような時に歯列を接触させないよう注意を促す．

　TCH コントロール指導が必要と思われる患者さんには，貼り紙法を実践させ，経過をみる．

TCH リスク 3a

　顎関節症や咬合違和感を発症していないため，ペリオ・クリーニングは通常どおり行う．TCH によるトラブルは，咬合している最後方の大臼歯に動揺や歯肉の腫脹などといった形で現れることが多い．TCH による咀嚼筋の疲労で，ペリオ・クリーニング中に開口が維持できなくなることもあるので，プラーク除去は手早く確実に行う．

　TCH リスク 3a の患者さんは，TCH に関連するトラブルが口腔内に起きているので，プラークコントロールと同時に TCH コントロール指導も必須である．咬合崩壊という負のスパイラルに陥らないよう，プラークと TCH のコントロールを徹底する必要がある．

TCH リスク 3b

　　顎関節が不安定な状態になっているため，咬合にかかわる歯科治療は禁忌だが，ペリオ・クリーニングを中止する必要はない．

　　ただし処置中に，顎関節の痛み，開口が維持できない，下顎が安定せずガクガク震えるなど，患者さんがつらそうな様子であれば，口を閉じる機会を増やし，咀嚼筋への負担を減らすようにする．あまりにつらそうな場合は，中止もやむをえない．

　　日常生活では顎関節が安定しているようだが，ペリオ・クリーニングのような長時間の開口が必要な状況で顎関節症の症状が現れる場合がある．そのような患者さんは「かくれ顎関節症」(31頁参照)の疑いがあるため，必ず担当歯科医に報告する．

　　TCHリスク3bの患者さんは，TCHのコントロールが確実にできる顎関節症専門医の治療を受けさせるべきだが，患者さん自身がそれほど困っていないようであれば，TCHコントロール指導を行って3カ月間経過をみている．

表2-1　TCHリスク別メインテナンスの方法

TCHリスク	メインテナンス時の対応
1	通常どおりのメインテナンス TCHに関する患者教育
2	通常どおりのメインテナンス TCHコントロールが必要な患者さんには貼り紙法を指導
3a	通常どおりのメインテナンス（長時間の開口による咀嚼筋の疲労に留意する） TCHコントロールの徹底
3b	メインテナンスは行ってもよいが，顎関節や咀嚼筋に症状が現れたら中止する 症状が顎関節症専門医に紹介するほどでもない場合は，TCHコントロール指導を3カ月間行って経過をみる

長期メインテナンス患者における TCH コントロールの効果

　当院でペリオ・クリーニングを10年以上の長期にわたって受けている患者さんたちは，自分の歯で生涯過ごしたいという思いが強く，健康意識が高い．そのような患者さんは，TCHリスクが低くても，TCHコントロールの必要性に気づき，積極的に情報を求めたり，コントロール指導に良い反応を示してくれる．
　ペリオ・クリーニングにTCHコントロールの説明・指導を導入してから，次のような効果が表れている．

① ペリオ・クリーニング時の苦痛の減少
　TCHリスク診査でTCHの長時間化やかくれ顎関節症などを発見したら，すぐにコントロール指導を行うため，大開口や開口の維持が楽になる．

② 口腔内トラブルの減少
　TCHは口腔内にさまざまなトラブルを引き起こすが，TCHコントロールを取り入れた後は，ペリオ・クリーニングで経過をみている患者さんからそれらの訴えが少なくなった．
　特に，TCHが口の中のトラブルに密接な関係があることを理解した患者さんは，口腔内に症状が出るとTCHに思い至り，自身でコントロールして大きなトラブルを回避できるようになっている．

③ プラークコントロール一辺倒の指導の変化
　TCHリスク診査をペリオ・クリーニングに導入してから，ペリオ・クリーニング時の患者さんの訴えのほとんどがTCHと関係していることを実感している．そのため，ペリオ・クリーニングに占めるTCHコントロール指導の時間が増えている．

④ 歯にかかる過度な力の明快な説明
　これまで，歯にかかる力について患者さんに説明する際，「必要以上の力」「過度な力」などと曖昧な表現しかできなかったが，TCHの定義「1日のうち20分以上，上下の歯が触れること」は患者さんにもわかりやすく，明快である．

　長期にペリオ・クリーニングを受けている患者さんで，TCHコントロール指導が奏効した症例を紹介したい（**Case 5**）．

Case 5

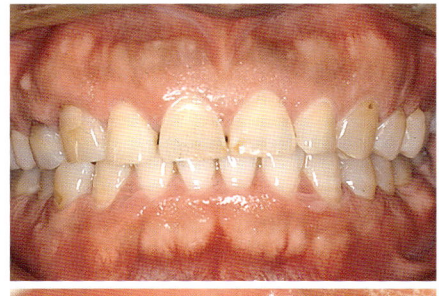

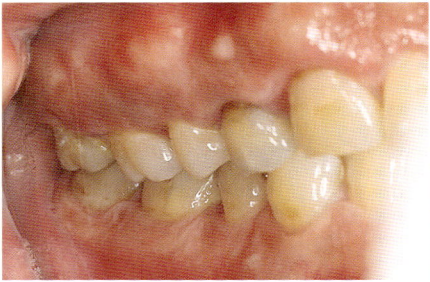

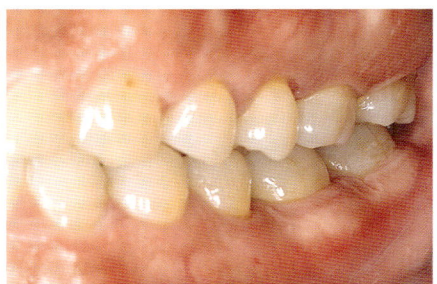

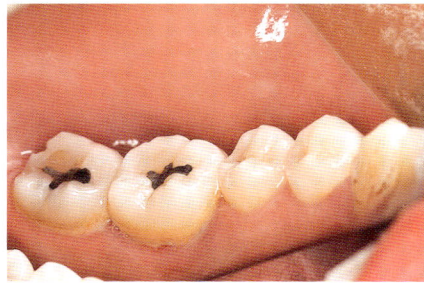

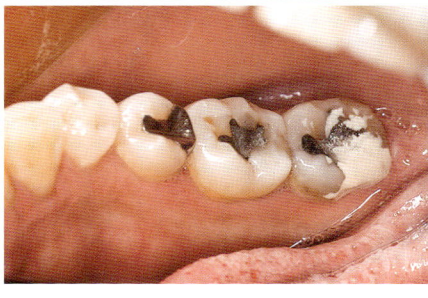

5-1〜5-5　40歳代，男性．1994年1月，初診時．歯の摩耗，歯冠部破折，骨隆起などから，力の影響がうかがえる

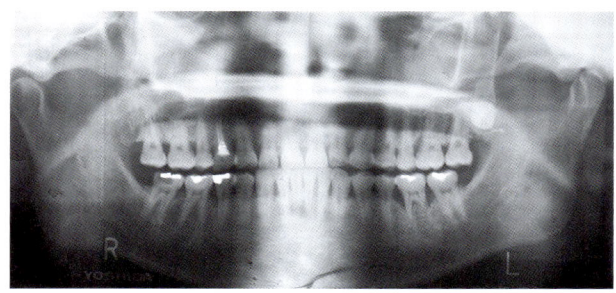

5-6　同．パノラマX線写真

534	422	423	222	523	222	222	222	223	323	223	322	924	355
17	16	15	14	13	12	11	21	22	23	24	25	26	27
33	23	33	22	74	34	35	44	33	33	22	22	22	24

25	42	73	33	23	22	32	46	44	33	42	32	47	33
47	46	45	44	43	42	41	31	32	33	34	35	36	37
443	322	723	222	328	323	423	326	446	323	323	323	833	222

5-7　初診時プロービングチャート．臼歯部を中心に中等度から重度の歯周ポケットを認める

Case 5

患者：40歳代，男性

初診：1994年1月

主訴：4̲ の痛み

現症：歯周病，歯の摩耗・破折，骨隆起

治療経過：初診時の診査において，口腔内所見と歯周病の急速な進行から，歯に加わる力の影響が推察できた（5-1〜5-7）．歯周治療後，ペリオ・クリーニングのため3カ月ごとに来院されており，当院でTCHのコントロールを取り入れ始めてからは，その必要性を説明してきた．

当初はTCHがあっても顎関節症の発症にはいたっていなかったが，14年後（2008年）に，開口時痛や開口障害を主症状とする顎関節症を発症した．TCHコントロール指導と開口訓練により，約1カ月で症状は消退し，この経験で患者さんもTCHコントロールの重要性を実感したようである．

その後も継続して3カ月ごとにペリオ・クリーニングに来院されており，頰粘膜咬合線や舌圧痕が顕著に確認できた時には，TCHが長時間化していることをアドバイスしている．その後はアドバイスのみで注意を喚起でき，顎関節症も再発していない．

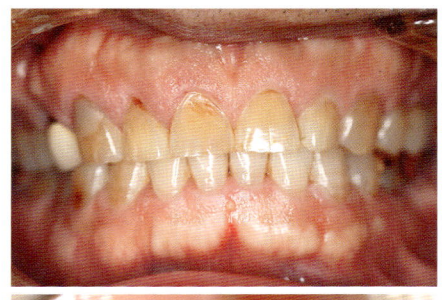

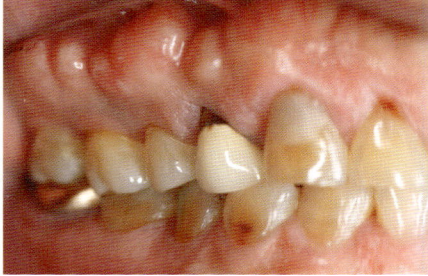

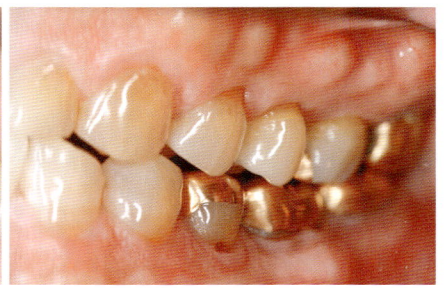

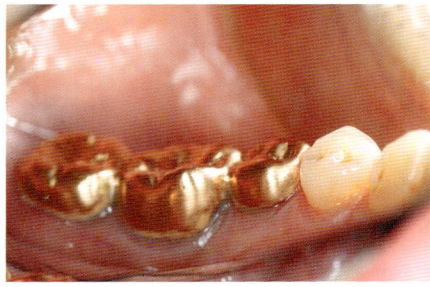

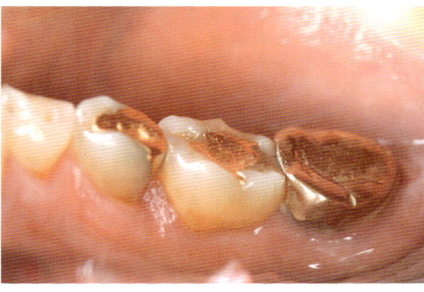

5-8～5-12　2011年4月，初診から17年後．患者さんは2008年に顎関節症になり，TCHコントロールと開口訓練で症状が消退した．それ以来，TCHコントロールを実践し，顎関節症の再発，歯冠・歯根破折，歯周病の悪化などを予防できている

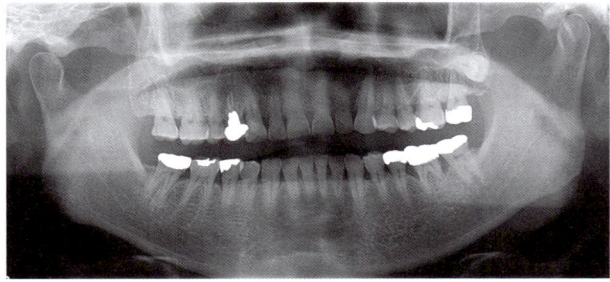

222	322	222	223	523	334	222	222	222	223	332	222	722	342
17	16	15	14	13	12	11	21	22	23	24	25	26	27
42	22	22	43	33	23	22	22	33	23	22	22	43	22

23	33	63	22	22	22	22	22	22	22	36	33
47	46	45	44	43	42	41	31	32	33	34	35	36	37
323	323	623	222	222	222	322	222	222	222	222	222	648	222

5-13　2010年9月のパノラマX線写真

5-14　2010年12月のプロービングチャート

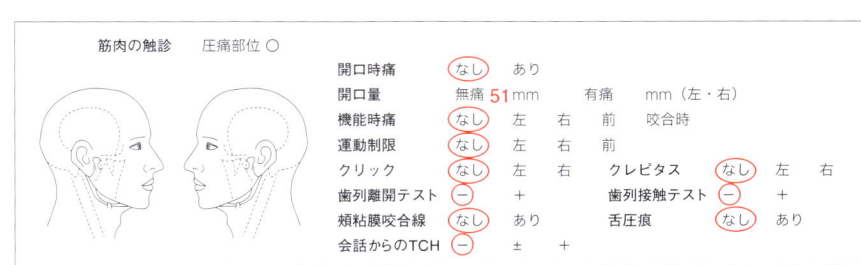

5-15　2014年8月，ペリオ・クリーニング時のTCH診査票．問題は認められない

筋肉の触診　　圧痛部位○

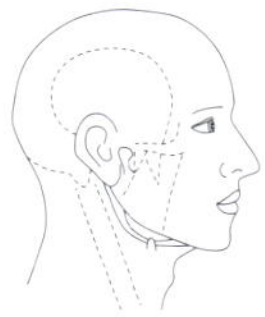

開口時痛　　　なし　あり
開口量　　　　無痛 51mm　有痛　　mm（左・右）
機能時痛　　　なし　左　右　前　咬合時
運動制限　　　なし　左　右　前
クリック　　　なし　左　右　　クレピタス　なし　左　右
歯列離開テスト　−　＋　　　　　歯列接触テスト　−　＋
頰粘膜咬合線　なし　あり　　　　舌圧痕　　　なし　あり
会話からのTCH　−　±　＋

　5-8～5-14は，初診から17年後の状態である．3カ月ごとのペリオ・クリーニングにより歯周病を管理できたことに加え，TCHのコントロールが顎関節症の再発，歯冠・歯根破折や歯周病の悪化などを防いだと考えている．この間，新たに治療を行ったのはわずか2歯である．

　5-15は，初診から20年後のペリオ・クリーニング時のTCH診査票である．診査項目すべてにおいて問題は認められない．ペリオ・クリーニング時の開口も安定しており，日常生活も快適とのことであるが，良好な状態を維持するために「TCHは何らかのきっかけでまた現れることがあります．お忙しい時などは思い出してください」などと声をかけている．

Chapter 6

TCHコントロールを取り入れた臨床例

Case 3：知覚過敏・反対咬合の治療

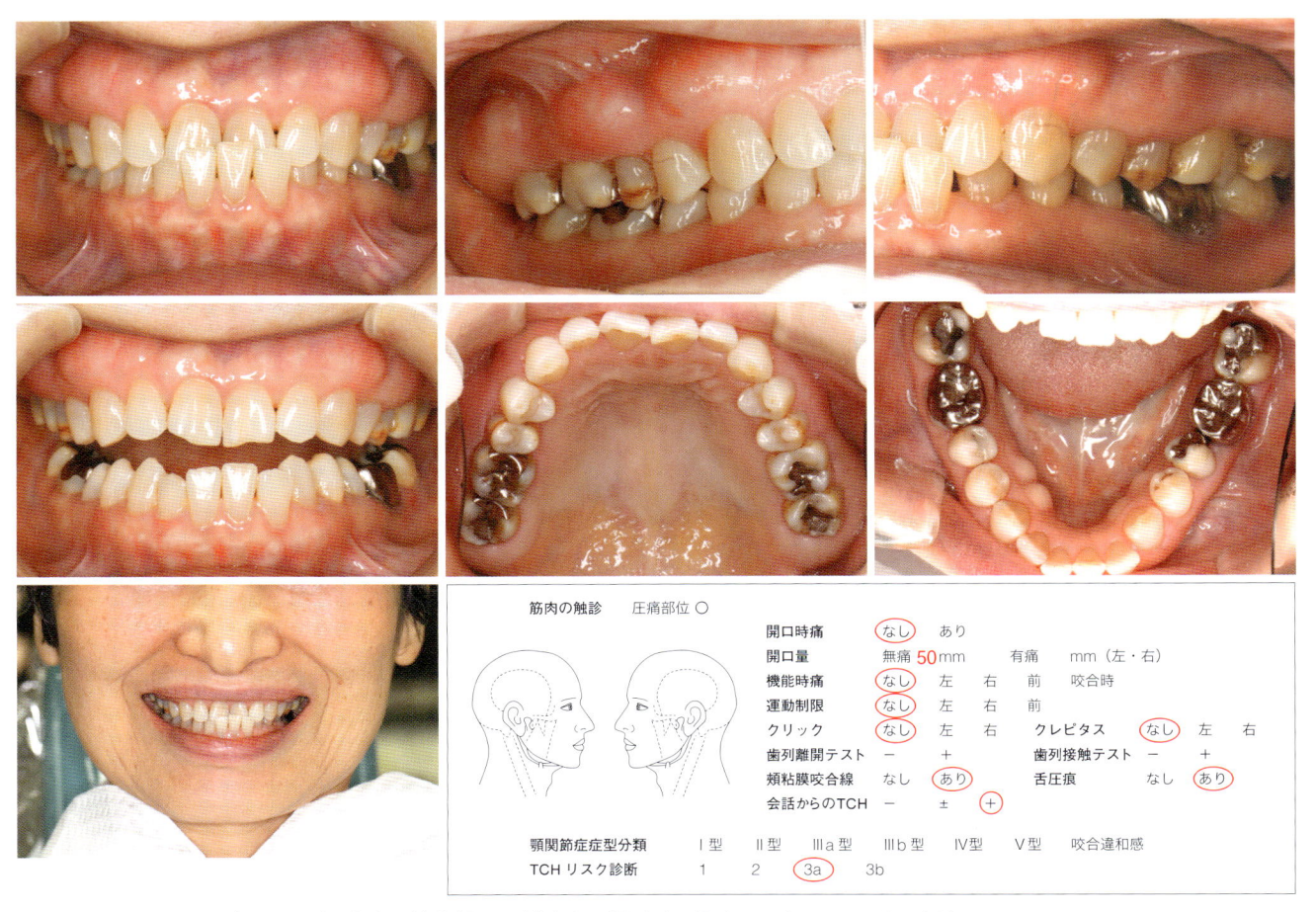

3-1〜3-8 2009年1月．初診時．前歯部は反対咬合で深く咬み込んでいた．TCHリスクは3a

患者：60歳代，女性（6頁，Cさん）

初診：2009年1月

主訴：起床時に奥歯が痛い，冷たいものがしみる

現症：骨隆起，咬耗，歯冠部破折線，楔状欠損，知覚過敏，頬粘膜咬合線，舌圧痕
　　　顎関節症（−），開口量50mm
　　　前歯部反対咬合

TCHリスク：3a

治療経過：主訴である起床時の臼歯部の痛みや知覚過敏は，夜間のくいしばりが原因と思われた．顎関節には問題がなかったが，反対咬合の前歯が深く咬み込んで咬耗しており，本来の下顎位より咬合高径が低下していると考えられた．口腔内所見では頬粘膜咬合線，舌圧痕，複数の下顎骨隆起が認められ，TCHの影響が見て取れた．

主訴の改善と前歯部の反対咬合の治療には，まずTCHコントロールが必要と判断し，指導を行った（当時は貼り紙法ではなく，来院ごとに説明していた）．TCHがコントロールできてくると，起床時の臼歯部の痛みや知覚過敏は改善した．

そこで，反対咬合の治療のため，デンティンセメントを臼歯部に盛り上げて一時的に咬合挙上しながら，矯正治療を開始した．患者さんの事情により，ブラケットを装着していたのは2カ月

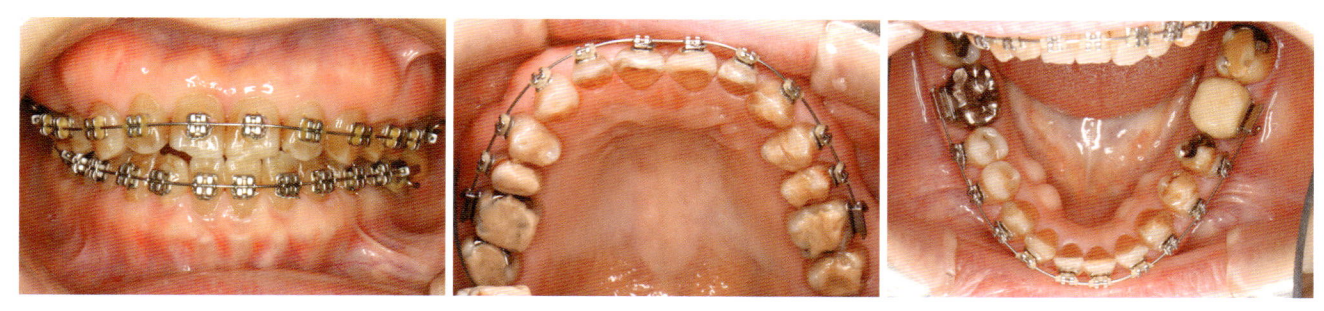

3-9～3-11 2009年4月．咬合を挙上しながら矯正治療を行い，前歯部の反対咬合を改善した．このような治療を行う時にはTCHコントロールは必須である

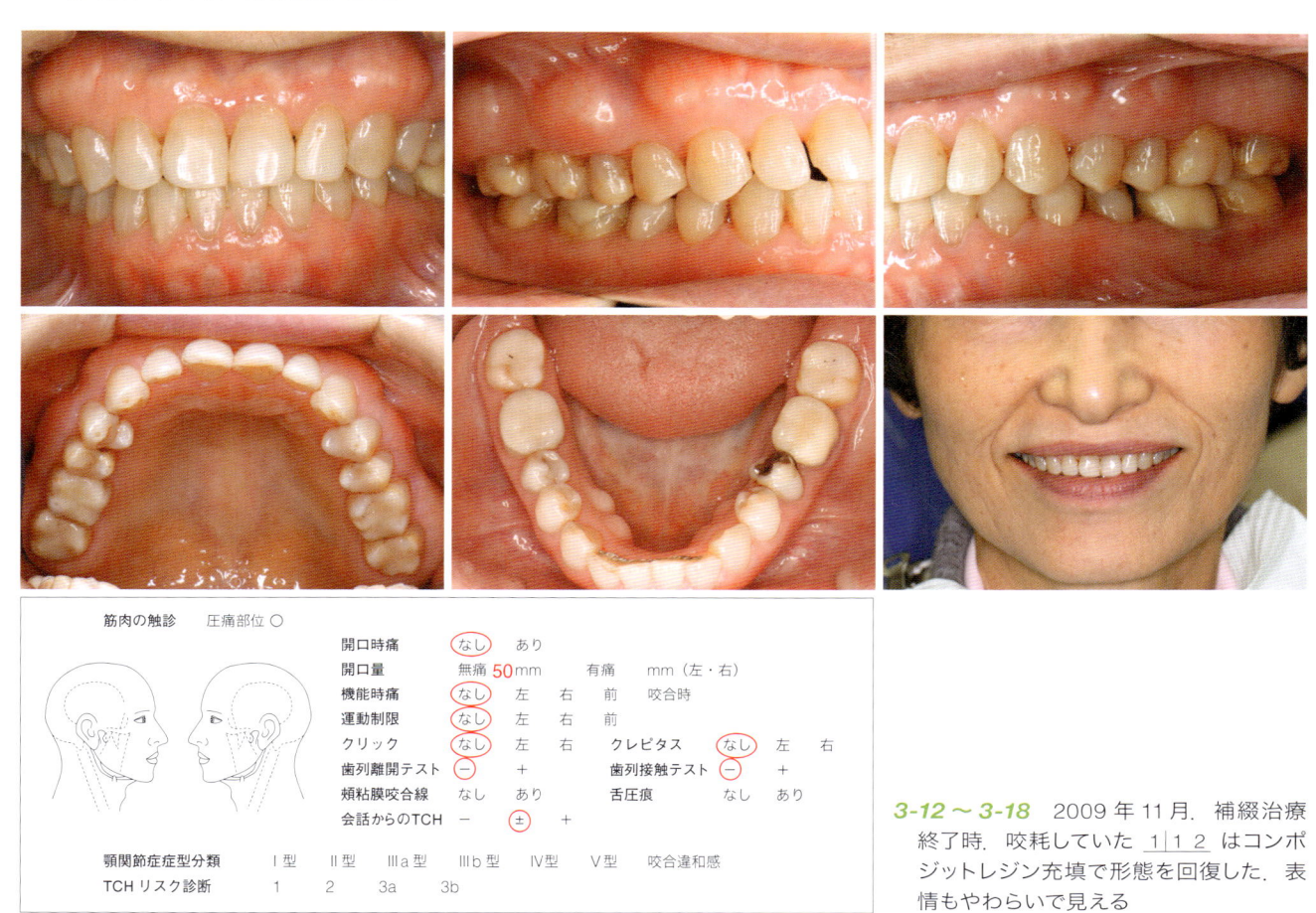

3-12～3-18 2009年11月．補綴治療終了時．咬耗していた 1|1 2 はコンポジットレジン充填で形態を回復した．表情もやわらいで見える

　半ほどだったが，抜歯せずに短期間で前歯部の反対咬合を改善できた．矯正治療期間中，こめかみや肩が痛い等の訴えがあり，TCHコントロールの脱力訓練を徹底して指導した．
　矯正治療後の咬合高径で補綴治療を行い，2010年2月からは3カ月ごとのペリオ・クリーニングに移行し，現在もTCHコントロール指導を続けている．

　矯正治療に伴って咬合高径を変化させる場合，患者さんが新しい咬合に慣れるまでは咀嚼筋に痛みや緊張が出やすい．治療前後にわたってTCHのコントロールが必須である．逆に，TCHコントロールができていれば，全顎的に咬合を変えるような治療もスムーズに進められる．

Case 4：成長期の子どもの矯正治療

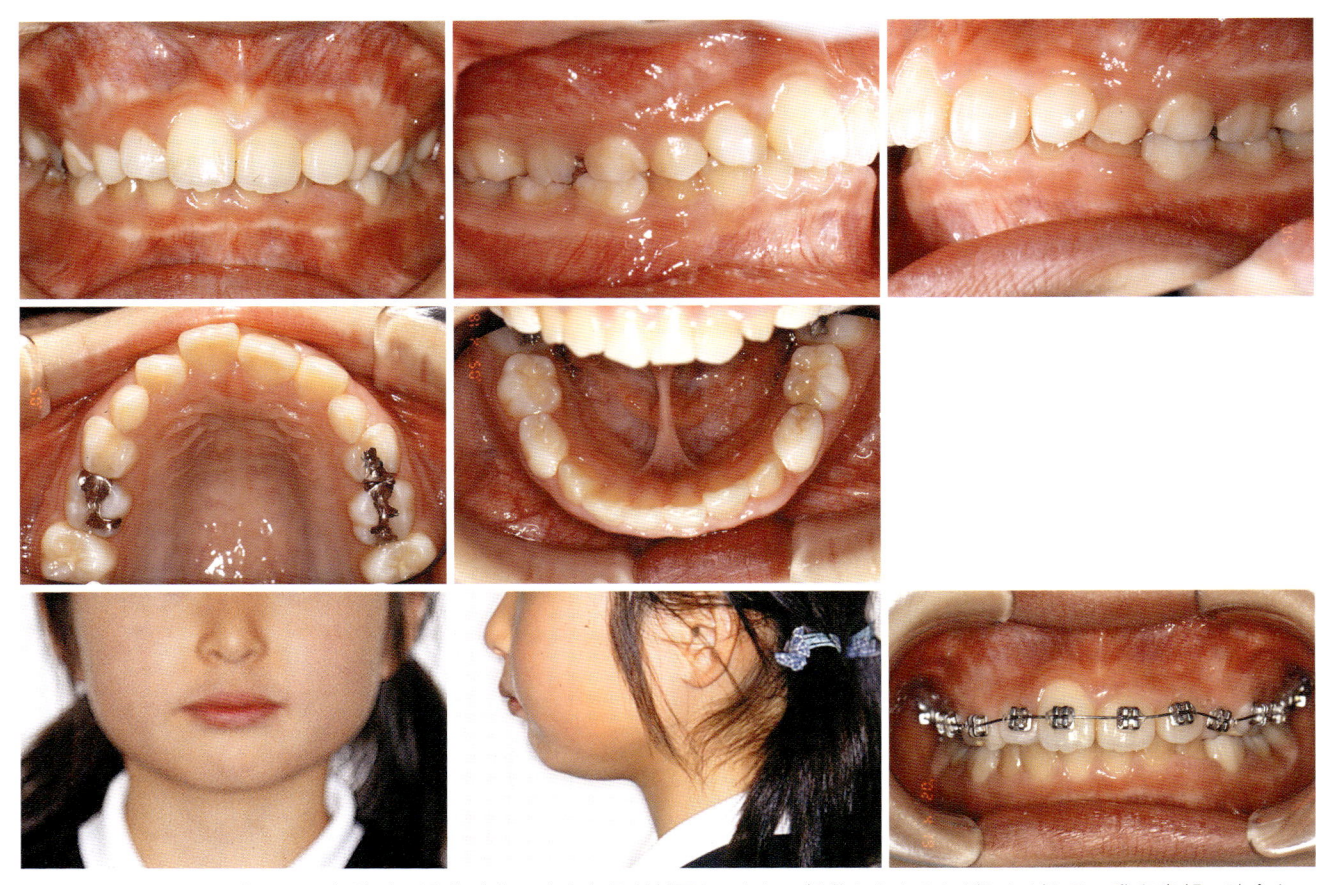

4-1〜4-8 2002年4月．初診時．過蓋咬合で咬合高径が低下しており，顔貌からもそれがうかがえる．乳臼歯部で咬合を挙上し，矯正治療を開始．常に歯を接触させているので，来院のたびに歯を離しているようアドバイスした

患者：8歳，女児（7頁，Dさん）

初診：2002年4月

主訴：前歯が飛び出ているので矯正治療をしてほしい

現症：過蓋咬合，歯列不正，咬耗，舌圧痕

治療経過：過蓋咬合で咬合高径が低下しているのが，顔貌からもうかがえる．母親によると，絶えず上下の歯を当てているとのことで，まず歯を離す指導を行った．

圧下していた乳臼歯部にレジンを盛って咬合を挙上し，形状記憶ワイヤーを用いて上顎に矯正治療を開始した．1カ月後には歯列が整ってきたが，TCHがなくならないため，来院のたびに歯を離しているようにアドバイスした．

矯正治療開始から1年8カ月後，TCHは依然として続いており，臼歯部が圧下して咬合高径が低下してきたため，新たに臼歯部へレジンを盛り足し，矯正治療に必要な咬合高径を保持した．永久歯への交換が進む時期でもあったため，せっかく整ってきた歯列に影響が出ないよう，

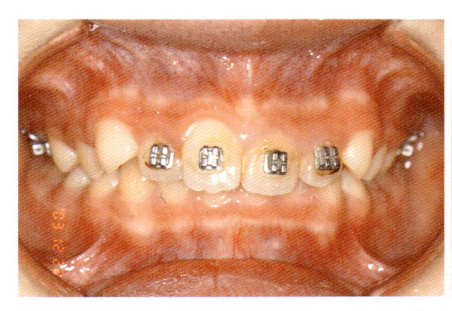

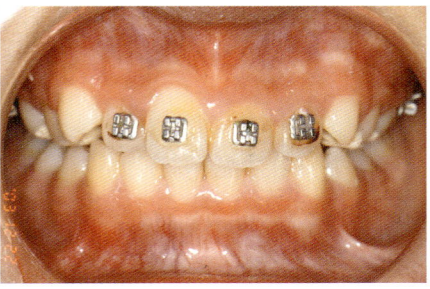

4-9, 4-10 2003年12月．TCHがなかなかコントロールできず，臼歯が圧下して咬合高径が低下していたため，歯を離すアドバイスとともに，臼歯部にレジンを盛って咬合挙上した

4-11 2005年5月．TCHをコントロールできるようになり，歯列も整ってきた

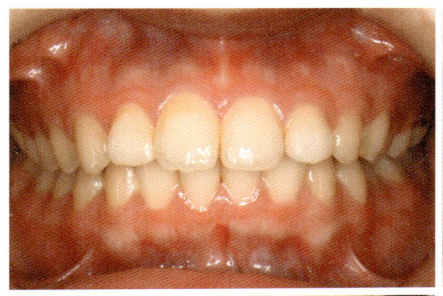

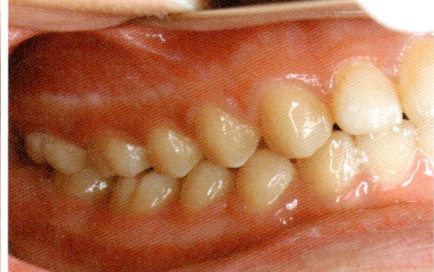

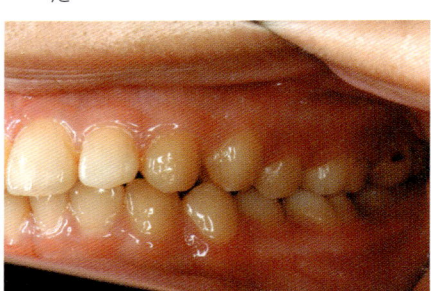

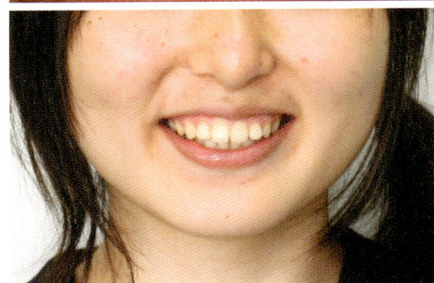

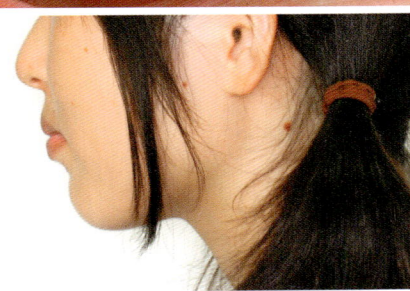

4-12〜4-16 2009年7月．2007年8月に矯正治療を終了したが，その後も勉強に集中している時にはTCHが長時間化しやすいので，定期的にTCHコントロール指導を行っている

TCHのコントロールにはいっそう気を遣った．

ちょうどこの頃から，木野先生のTCHコントロール指導を本格的に臨床に導入し始め，この患者さんにも繰り返し指導を行った．

5年後にブラケットを除去する頃には，患者さん自身がTCHをかなりコントロールできるようになってきた．現在も定期的に経過観察を行っているが，勉強に集中している時にはTCHが長時間化しやすい．試験や受験等，精神的ストレスが加わる場合は特に，貼り紙を使うなどしてTCHの気づきの機会を多くすると，TCHの長時間化を防ぐのに効果的と思われる．

子どものうちに噛みしめ癖がついてしまうと，それが口の中の健康に悪いことを理解させ，やめさせるのは難しい．成長期の矯正治療では，永久歯への交換により歯列の状態が刻々と変わり，また顎の成長もあるため，TCHのコントロールが矯正治療の成功と，整った咬合と顔貌の獲得に直結すると考える．

Case 6：小児の過蓋咬合とTCHの改善

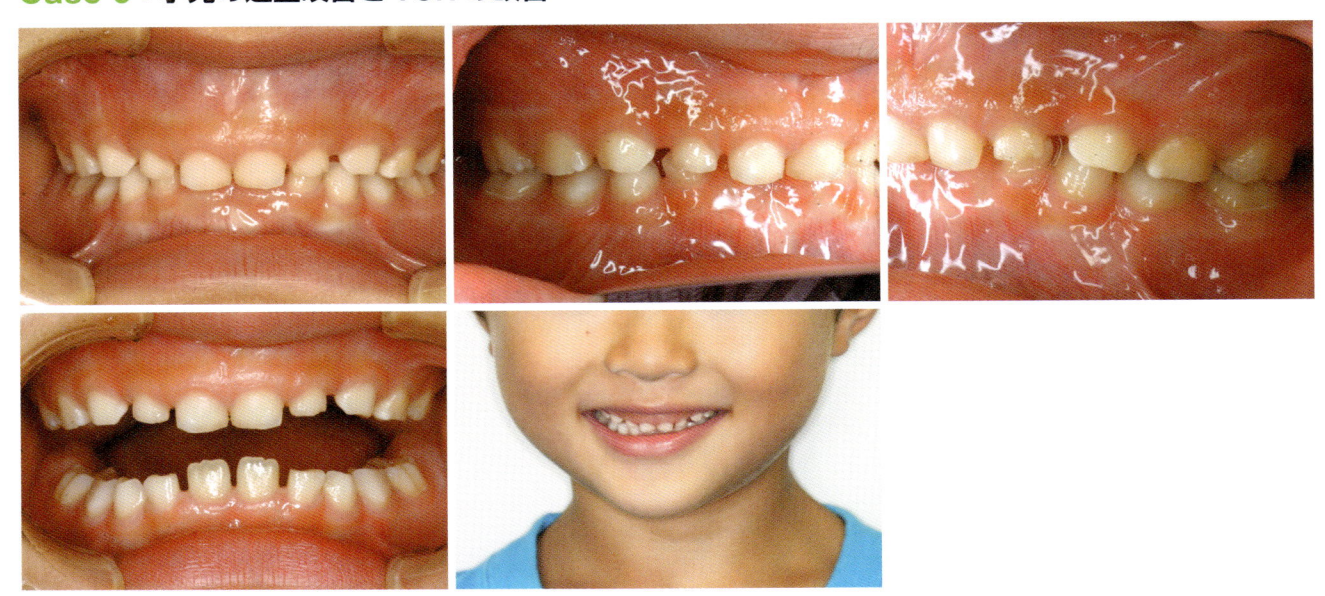

6-1〜6-5 2013年8月．舌圧痕，咬耗など，口腔内の力の負担がみられる

患者：5歳，男児
初診：2012年11月
主訴：昼寝から起きた時，前歯が痛くて泣いている
現症：過蓋咬合，咬耗，舌圧痕

治療経過：初診時，1|1 は A|A の口蓋側歯頸部歯肉に接触しており，昼寝中の過度のくいしばりにより，起きたら泣くほどの痛みが生じていたものと思われる．A|A は動揺していなかったが，乳歯はほぼすべて摩耗しており，歯槽骨も肥大していた．

患児は我慢強く，齲蝕治療の時には全身を緊張させたり，歯をくいしばったりして泣かないようにしていた．また母親によると，一人でゲームをして遊んでいる時にも，日に3，4回は噛みしめているのに気づくとのことだった．幼児のTCHは，周りが気づいてコントロールしなければ，常態化したまま成人してしまうのだろうか．

主訴に対しては，咬耗したすべての第一・第二乳臼歯にデンティンセメントを盛り上げて咬合を挙上し，母親の協力の下，貼り紙法によるTCHコントロール指導を行っている．ゲーム中のTCHを減らし，食事の時にも力いっぱい噛む必要がないことを自覚するよう，家族から声かけをしてもらっている．

1年後，咬合を挙上した状態で第一大臼歯が萌出し，咬合している．前歯の痛みは消失したが，TCHコントロールの声かけは家族に続けてもらっている．

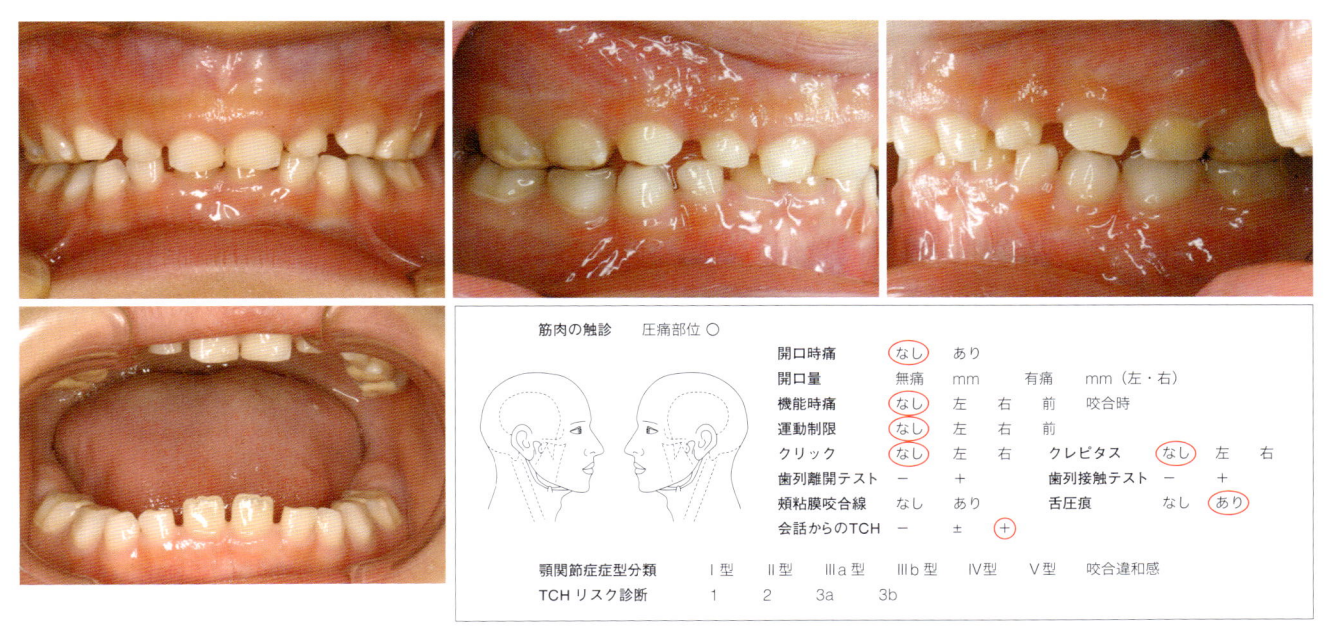

6-6〜6-10 2013年8月．1|1が口蓋側歯肉に接触しないよう，咬耗した第一・第二乳臼歯にデンティンセメントを盛って咬合挙上した

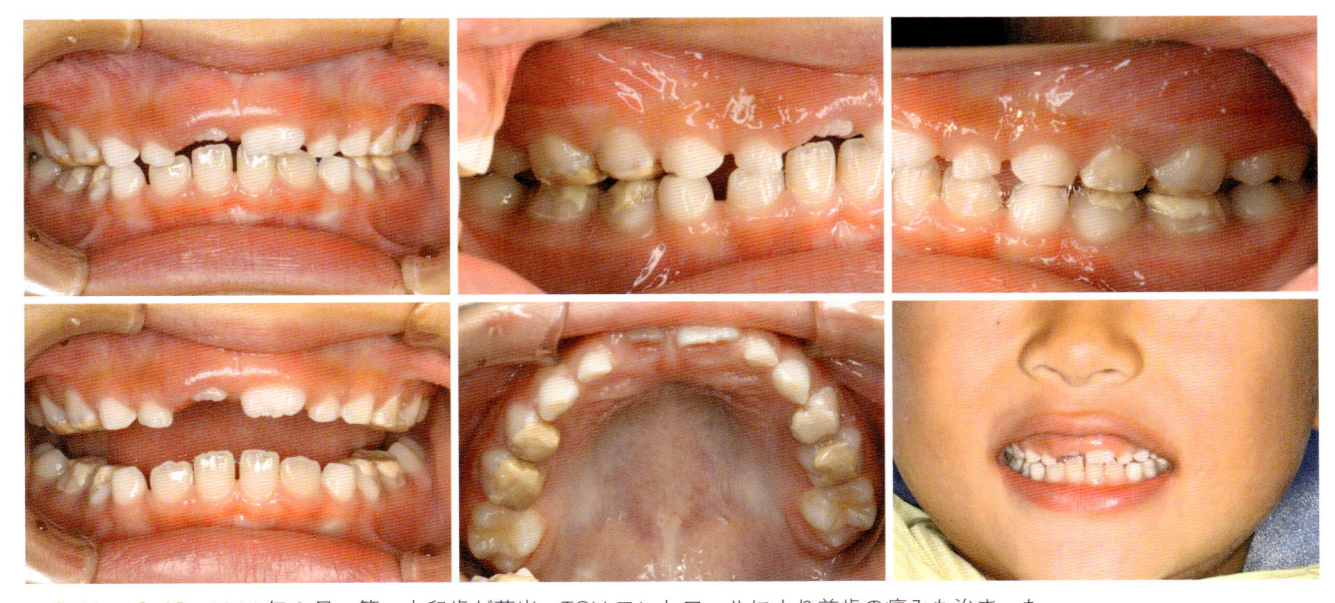

6-11〜6-16 2014年8月．第一大臼歯が萌出．TCHコントロールにより前歯の痛みも治まった

　乳歯列でも，咬耗が激しく乳歯が半分ほどになってしまう子どもや，この患児のように齲蝕もないのに歯の痛みを訴える子どもを診ることがある．そういう子どもは，必要以上に強い力で食べ物を噛んでいたり，遊びなどで夢中になっている時に歯を接触させていることが多い．幼い子にいかに脱力することを覚えさせ，適正な咬合力を獲得させるか，これからの課題として取り組んでいきたい．

Case 7：顎関節症患者のインプラント治療

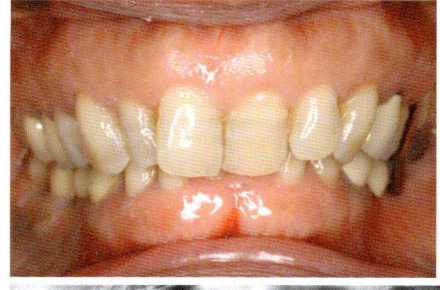

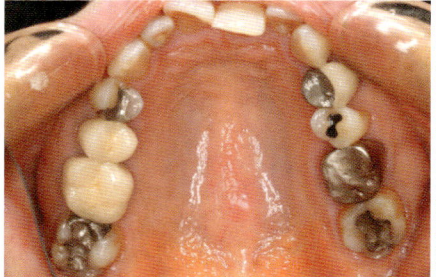

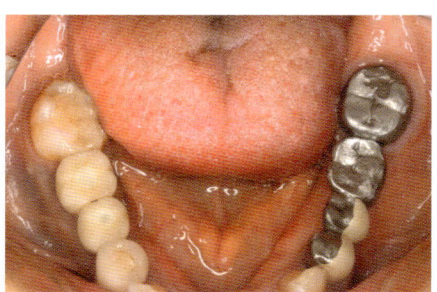

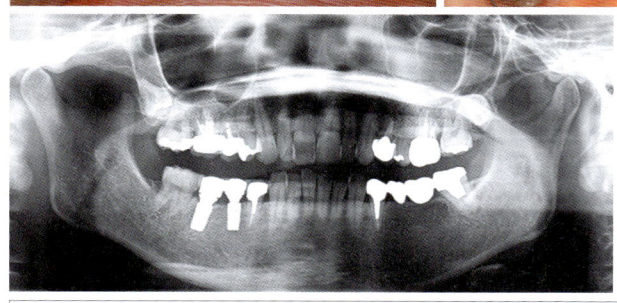

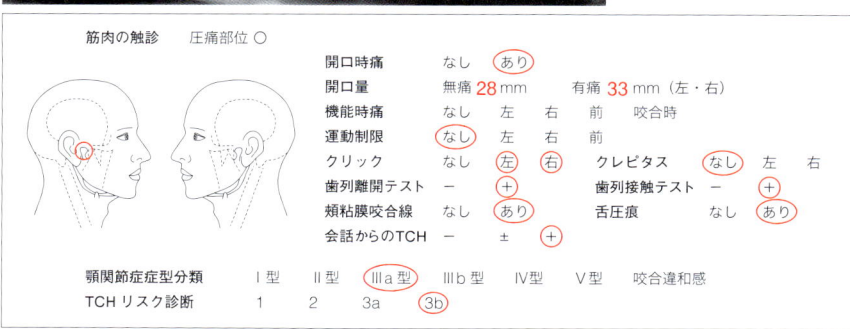

7-1〜7-5 2011年5月．初診時．顎関節症を発症しており，TCHリスク3bであった

患者：50歳代，女性

初診：2011年5月

主訴：左耳鳴り，顎と右後頸部の痛み，嚥下時にバキバキと音がする

現症：顎関節症（＋），開口量28mm（有痛最大開口量33mm），右顎関節痛，クリック，頬粘膜咬合線，舌圧痕

TCHリスク：3b

治療経過：患者さんは他院で咬合調整を受けてから前歯の接触が強まり，耳鳴りや顎・後頸部の痛みが生じ，嚥下時にはバキバキ音がするようになって気になるとのことであった．診査の結果，顎関節症の発症とTCHを確認した．

患者さんは5カ月後に海外へ転居することになっており，それまでに顎関節症の治療と，下顎左側欠損部へのインプラント治療を希望された．

顎関節症の症状があるままインプラント治療はできないため，初診時からTCHコントロール指導（貼り紙法）を行い，2度目の来院時には，開口障害改善のための運動療法（関節可動化訓練・筋伸展訓練）[1,5)] も開始した．

初診から1カ月後には開口量が40mmになり，下顎位も安定して疼痛も消失し，日常生活に

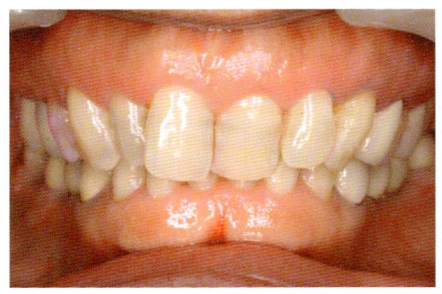

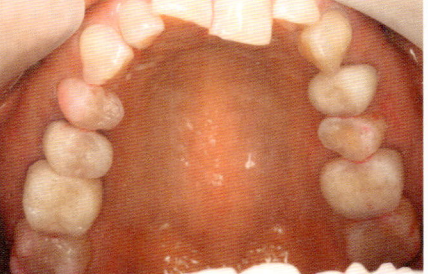

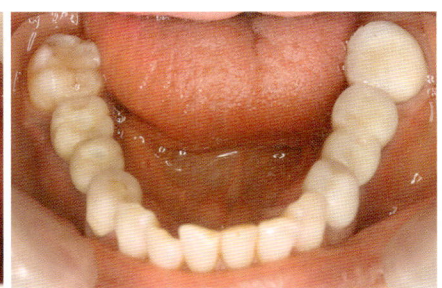

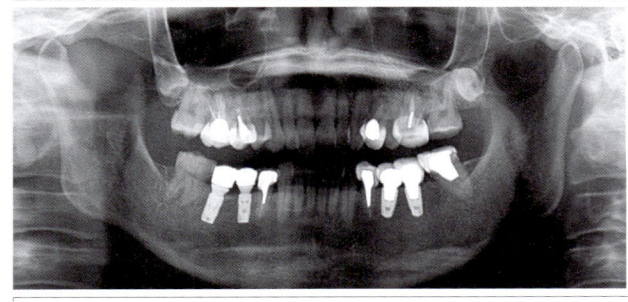

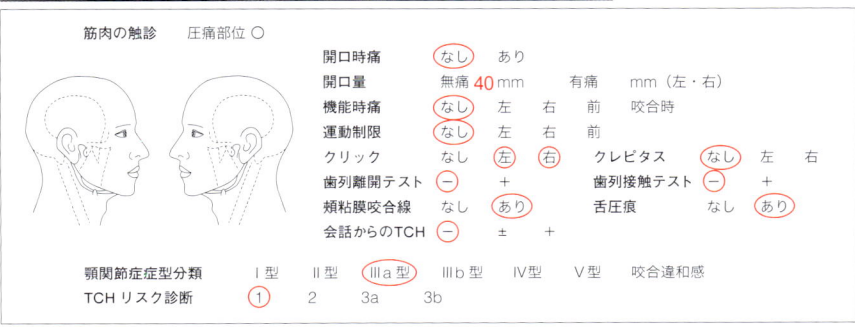

7-6〜7-10 2011年9月．TCHコントロール指導，運動療法により顎関節症改善後，⎿5 6 部にインプラントを埋入（パノラマX線写真は埋入後2年経過時）

支障のない状態になった．

　そこで，咬合時に前歯が早期接触して下顎が後退しないよう，咬合高径を2mm挙上した．その際，再製作予定の補綴物は，既存の補綴物形態をコピーした即時重合レジンのプロビジョナルレストレーションに交換した（方法は4章44頁参照）．新しい咬合高径で問題が生じないことを確認後，⎿5 6 部にインプラントを埋入した．

　当初，顎関節症の症状を改善するために開始したTCHコントロールは，インプラント埋入後も過剰な力で噛んだり，TCHが長時間化しないよう，継続して指導した．患者さん自身，顎関節症の治療を通じてTCHコントロールの重要性を十分理解し，コントロールに努めている．

　インプラント埋入から2年後の経過観察において，顎関節症の再発もなく，インプラントも問題なく機能している．

　インプラント治療後は，自分の歯のように噛める感覚で，つい咬合力が強くなりがちである．特に，顎関節症の既往のある患者さんは歯の接触感覚が過敏化しやすいため，インプラント治療後には過度な力で噛まないこと，TCHを長時間化させないことを理解してもらい，TCHコントロールを徹底することが重要である．

69

文　　献

1) 木野孔司．TCHのコントロールで治す顎関節症．医歯薬出版，2013．
2) 木野孔司．完全図解 顎関節症とかみ合わせの悩みが解決する本．講談社，2011．
3) 木野孔司，齋藤　博．100歳まで自分の歯を残す4つの方法．講談社，2013．
4) 木野孔司 監修．自分で治せる！顎関節症．講談社，2014．
5) 木野孔司，渋谷寿久，佐藤文明，石川高行，羽毛田匡，西山暁，齋藤博．特集 生活習慣病としての顎関節症のマネジメント．歯界展望．2011；**117**(3)：409-436．
6) 木野孔司，齋藤　博．特別企画 歯列接触癖（TCH）を知っていますか？歯界展望．2011；**118**(2)：303-315．
7) 齋藤博之，齋藤　博，木野孔司．TCHのコントロールを日常臨床に取り入れる．歯界展望．2013；**122**(4)：704-709．
8) 斎藤　博，渡辺晴美．ペリオ・クリーニングのテクニック．デンタルハイジーン．1985；**5**(4)：309-313．
9) 木野孔司，渡辺晴美．歯科衛生士が気づく！伝える！顎関節症マネジメント 基本の"き"．デンタルハイジーン．2012；**32**（4）：410-413，**32**（5）：510-512，**32**（6）：603-606，**32**（7）：726-730，**32**（8）：840-843，**32**（9）：946-949，**32**（10）：1068-1071，**32**（11）：1160-1163．
10) Kino K, Sugisaki M, Haketa T, Amemori Y, Ishikawa T, Shibuya T, Sato F, Amagasa T, Shibuya T, Tanabe H, Yoda T, Sakamoto I, Omura K, Miyaoka H. The comparison between pains, difficulties in function and associating factors of patients in subtypes of temporomandibular disorders. *J Oral Rehabil*. 2005；**32**：315-325.
11) Sato F, Kino K, Sugisaki M, Haketa T, Amemori Y, Ishikawa T, Shibuya T, Amagasa T, Shibuya T, Tanabe H, Yoda T, Sakamoto I, Omura K, Miyaoka H. Teeth contacting habit as a contributing factor to chronic pain in patients with temporomandibular disorders. *J Med Dent Sci*. 2006；**53**：103-109.
12) Graf H. Bruxism. *Dent Clin North Am*. 1969；**13**：659-665.
13) 日本口腔衛生学会．平成23年歯科疾患実態調査報告．口腔保健協会，2013．
14) Zigmond AS, Snaith RP, 北村俊則 訳．Hospital anxiety and depression scale（HAD 尺度）．精神科診断学．1993；**4**：371-372．
15) Francis LJ, Lewis CA, Ziebertz H. The short-form revised Eysenck personality questionnaire（EPQR-S）：A German edition. *Soc Behav Personal*. 2006；**34**(2)：197-204.

【著者略歴】
齋藤　博
1976年　東京医科歯科大学歯学部卒業
1977年　東京都渋谷区にて開業
1997年　静岡県磐田市に分院を開設
2013年　サイトウ歯科に木野顎関節研究所を併設

次世代の顎関節症治療を考える会主宰

サイトウ歯科・木野顎関節研究所（併設）
　東京都渋谷区代々木2-10-9　本間ビル3F
サイトウ歯科（静岡・磐田駅前）
　静岡県磐田市中泉375　リベーラ磐田111

【監修者略歴】
木野孔司
1976年　東京医科歯科大学歯学部卒業
1980年　東京医科歯科大学大学院歯学研究科修了
　　　　（口腔外科学専攻）
1981年　東京医科歯科大学歯学部口腔外科学第一講座
　　　　助手
2000年　東京医科歯科大学歯学部附属病院顎関節治療
　　　　部部長（助教授）
2004年　准教授に名称変更
2015年　木野顎関節研究所所長
　　　　東京医科歯科大学大学院医歯学総合研究科
　　　　顎関節口腔機能学分野非常勤講師

日本顎関節学会専門医・指導医

歯科医院で取り組むTCHコントロール入門
ISBN978-4-263-44423-8

2014年9月15日　第1版第1刷発行
2015年11月25日　第1版第2刷発行

著　者　齋藤　博
監修者　木野孔司
発行者　大畑秀穂

発行所　医歯薬出版株式会社
〒113-8612　東京都文京区本駒込1-7-10
TEL.(03)5395-7638(編集)・7630(販売)
FAX.(03)5395-7639(編集)・7633(販売)
http://www.ishiyaku.co.jp/
郵便振替番号　00190-5-13816

乱丁，落丁の際はお取り替えいたします　　印刷・三報社印刷／製本・皆川製本所
© Ishiyaku Publishers, Inc., 2014. Printed in Japan

本書の複製権・翻訳権・翻案権・上映権・譲渡権・貸与権・公衆送信権(送信可能化権を含む)・口述権は，医歯薬出版(株)が保有します．
本書を無断で複製する行為(コピー，スキャン，デジタルデータ化など)は，「私的使用のための複製」などの著作権法上の限られた例外を除き禁じられています．また私的使用に該当する場合であっても，請負業者等の第三者に依頼し上記の行為を行うことは違法となります．

JCOPY <(社)出版者著作権管理機構　委託出版物>
本書をコピーやスキャン等により複製される場合は，そのつど事前に(社)出版者著作権管理機構(電話03-3513-6969，FAX 03-3513-6979，e-mail:info@jcopy.or.jp)の許諾を得てください．

TCH（上下歯列接触癖）をテーマとした初の歯科臨床書
好評につき早くも改訂

TCHの
コントロールで治す
顎関節症　第2版

木野 孔司　編著

- TCHを提唱した前東京医科歯科大学顎関節治療部長・木野先生による解説書
- TCHとは何か，どうやって見つけるか，コントロールするかを詳細に紹介した前版から，さらにTCHリスク分類と分類別の対応を追加
- 日本顎関節学会で改定作業が終了した顎関節症の概念・病態分類なども紹介
- 臨床に役立つTCHの質問票・診査票の書式つき

―序文より一部抜粋―
TCHは顎関節症だけでなく，歯周病の悪化や知覚過敏，天然歯や充填物・補綴物の破損，義歯性疼痛や口内炎，舌痛症といった，歯科治療全般にわたる影響をもつことが明らかになってきました．さらに，これまで原因がわからないとして非歯原性疼痛と考えられてきた原因不明歯痛の一部も，TCHが原因であったというケースを経験しています．TCHのコントロールは，歯科医療者が「健康寿命」延伸に貢献しうる道であると，確信しています．

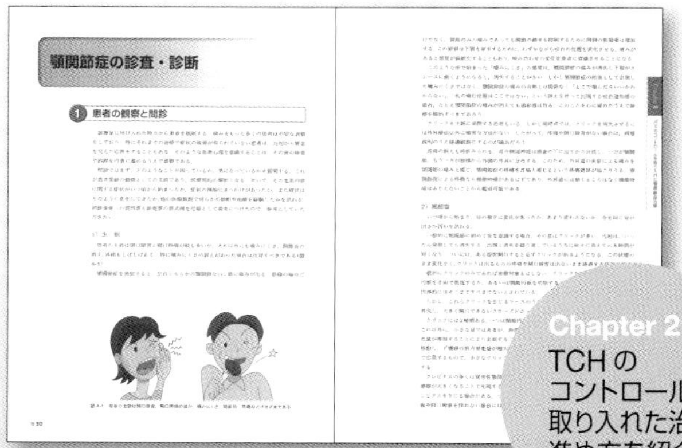

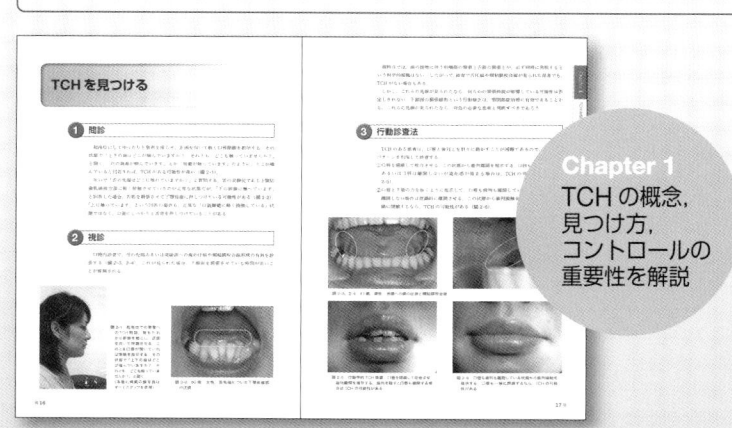

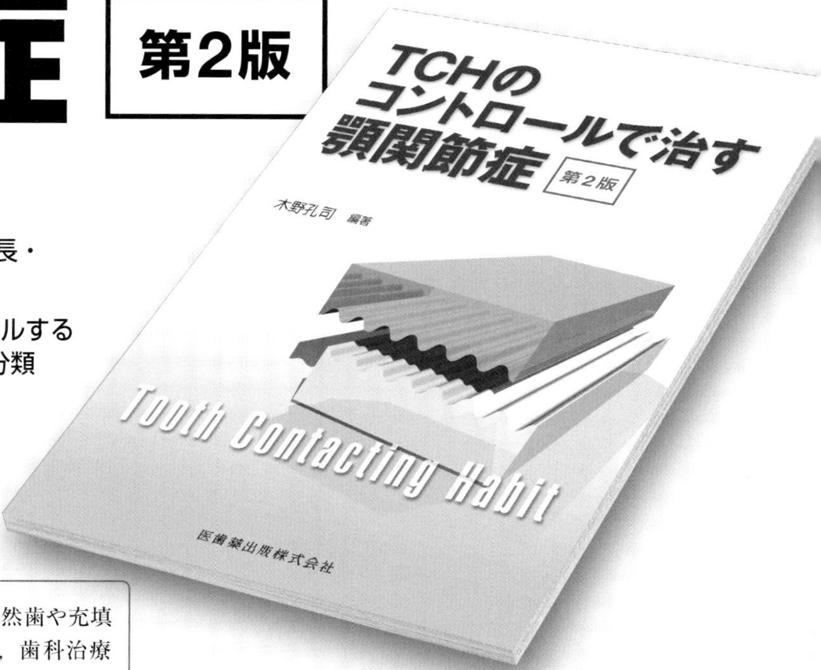

Chapter 1 TCHの概念，見つけ方，コントロールの重要性を解説

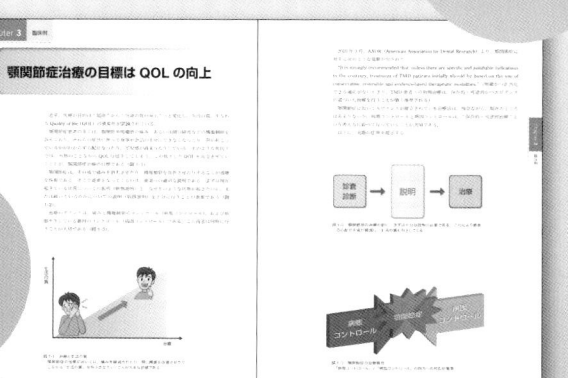

Chapter 2 TCHのコントロールを取り入れた治療の進め方を紹介

Chapter 3 TCHへの対応を含めた顎関節症の治療例を提示

■A4判変型／72頁／オールカラー
■定価（本体5,600円＋税）
ISBN978-4-263-44446-7

医歯薬出版株式会社
〒113-8612　東京都文京区本駒込1-7-10
TEL.03-5395-7630　FAX.03-5395-7633
http://www.ishiyaku.co.jp/